研修医になったら必ず読んでください。

診療の基本と必須手技、臨床的思考法からプレゼン術まで

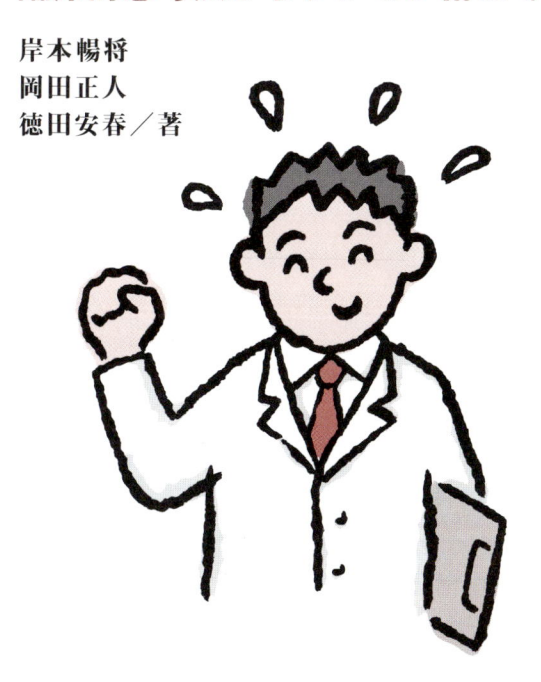

岸本暢将
岡田正人
徳田安春／著

羊土社
YODOSHA

謹告

　本書に記載されている診断法・治療法に関しては，発行時点における最新の情報に基づき，正確を期するよう，著者ならびに出版社はそれぞれ最善の努力を払っております．しかし，医学，医療の進歩により，記載された内容が正確かつ完全ではなくなる場合もございます．

　したがって，実際の診断法・治療法で，熟知していない，あるいは汎用されていない新薬をはじめとする医薬品の使用，検査の実施および判読にあたっては，まず医薬品添付文書や機器および試薬の説明書で確認され，また診療技術に関しては十分考慮されたうえで，常に細心の注意を払われるようお願いいたします．

　本書記載の診断法・治療法・医薬品・検査法・疾患への適応などが，その後の医学研究ならびに医療の進歩により本書発行後に変更された場合，その診断法・治療法・医薬品・検査法・疾患への適応などによる不測の事故に対して，著者ならびに出版社はその責を負いかねますのでご了承ください．

序
〜初期研修3回も悪くない〜

　大学卒業後に，1年目の初期研修医（インターン）を3回経験するとは思いもよりませんでした．1回目は沖縄県立中部病院，2回目は在沖縄米国海軍病院，3回目は米国ハワイ大学の臨床研修です．

　1回目の初期研修医時代，真っ先に思い出すのは卒後間もない5月初旬の研修医オリエンテーション．大変ななかでも，非常に"気楽"でした．というのも，どんなに忙しくても常に指導医や上級医に守られていたからです．"屋根瓦式"の研修であり，疑問があればすべて同僚や指導医に質問できる，素晴らしい環境でした．オリエンテーションの後，同期と居酒屋に行き，苦しい研修期間，睡眠時間もあまりないけれど，力を合わせてがんばろう！と気合を入れてお酒を飲みました．初期研修2年間を通して，平均4日に1度の当直は大変でしたが，そんな苦楽を共にした仲間に何度も助けられました．体力勝負で大変な面もありますが，今しかできないと，貪欲に吸収できたと思います．2年の初期研修終了間近，救急内科当直を終え，朝方5時頃だったでしょうか，外が明るくなってきたころきれいな鳥の鳴き声を初めて聞くことができたのを覚えています．恐らく普段から鳥は鳴いていたのでしょうが，それに気が付く余裕ができるまで2年かかったということでしょう．上級医になった瞬間でもありました．この1回目の初期研修で，徳田安春先生がご担当の第2章-4，5，6で紹介した基本手技・手法はマスターできたと思います．

　2回目の初期研修は，米国海軍病院です．日本にいながら米国で研修しているのと同じ環境で，英語でのプレゼン，コミュニケーションに慣れるのに時間がかかりました．第3章で紹介した症例プレゼンや医療者とのコ

ミュニケーションの重要性を学んだ期間でもありました．

　最後の初期研修は米国での内科研修です．毎日多くの指導医とディスカッションし，岡田正人先生がご担当された第2章-1でご紹介するEBMの手法に則って患者さんの問題点を抽出し，必要な情報を集め，解決していく方法を学びました．

　さらに岡田正人先生がご担当された第1章で研修医の心構えをお伝えしています．この心構えは，自然に身に付くというよりは，"どうせやるなら気持ちよく！"と意識して自主的に進めることが大事です．そうすればよりよい初期研修となることを，すべての研修を経験したうえで確信しています．

　今回，臨床医，そして先輩として尊敬している徳田安春先生，岡田正人先生と"初期研修医の必読書"を執筆できたことは非常に光栄です．指導医になった今でも役立つエッセンスが満載で，初期研修医のときに読んでおけば，必ずや自らを救ってくれる一冊になったであろうと思わずにはいられません．

2014年1月

著者を代表して
岸本暢将

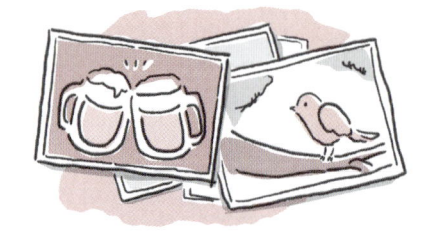

研修医になったら必ず読んでください。
診療の基本と必須手技、臨床的思考法からプレゼン術まで

CONTENTS

序 〜初期研修3回も悪くない〜 ………………………… 岸本暢将　3

第1章　研修医に必要な心構えです
〜臨床研修でいかに効率よく成長するか　　　岡田正人　10

- ❶ 目標を立てて一生懸命やろう ……………………………………10
- ❷ 病棟業務は朝が決め手 ……………………………………………11
- ❸ 診療録の書き方とプレゼンのやり方 ……………………………13
- ❹ 守破離：研修の道 …………………………………………………14
- ❺ 好かれる研修医になろう …………………………………………19
- ❻ 一貫した態度で礼儀正しく ………………………………………24
- ❼ 同じことを2度言われない ………………………………………25
- ❽ 指導医を目指して：仕事のストレスは量より質 ………………27
- ❾ 研修医のための危機管理：いざというときに慌てないように ……29

第2章　研修医の臨床力を上げます

1　EBMは正しく活用しよう
〜そのエビデンスは信頼できますか？　　　岡田正人　36

- ❶ EBMの準備をしよう：医学的常識を備える …………………36
- ❷ 検索エンジンは特徴を把握して活用する ………………………37

❸ EBMに振り回されないために 40
❹ EBMは治療法の選択のためだけではない 53

2 臨床的判断とは
～最適な診断，最善の治療を行うために　　　岡田正人　57

❶ 臨床に100％はない！ 57
❷ 診断のパターン 61
❸ 外来診療の12ステップ 69
❹ 症例を12ステップでみてみよう 79
❺ 外来診療の基本的心がけ 83

3 診療コミュニケーションの基本とコツ
～外来診療に必要なテクニックと心構え　　　岸本暢将　86

❶ コミュニケーション能力が求められる外来診療 86
❷ 優秀な医師は技術者であり芸術家である！ 87
❸ クレームから学ぶ診療コミュニケーション上達法 88
❹ コミュニケーションで大事なこと 101
❺ 外来研修を始める前に必ず読んでください！ 103

4 病歴聴取と診察の基本とコツ
～診断に結びつく情報を効率よく得るために　　　徳田安春　115

❶ 病歴聴取と診察で8割 115
❷ 病歴聴取で聴くこと，わかること 116
❸ 診察で診ること，わかること 122
❹ 診療録の書き方のルールとコツ 142
❺ まとめ 145

5 基本的手技のコツと注意
～これだけは自信をもってできるようになろう！　　　徳田安春　147

❶ 初期研修医が習得すべき手技 147
❷ 中心静脈ライン挿入 147

❸ 動脈ライン挿入 ……………………………………… 160
❹ 経口気管挿管 ………………………………………… 164
❺ 腰椎穿刺 ……………………………………………… 167
❻ 各手技すべてに大事なこと ………………………… 171

6 抗菌薬選択の大原則
～起炎菌の特定と抗菌薬の選び方，使い方　　　徳田安春　173

❶「細菌感染症＝抗菌薬が必要」ではない …………… 173
❷ 細菌感染症の診断 …………………………………… 174
❸ 主な細菌のグラム染色所見 ………………………… 174
❹ 血液培養の重要性と採取手順 ……………………… 178
❺ 抗菌薬選択の基本 …………………………………… 180
❻ 抗菌薬のエンピリック初期選択 …………………… 186
❼ 起炎菌別の推奨抗菌薬 ……………………………… 188
❽ 感染症種類別の推奨使用期間 ……………………… 188
❾ 医療関連感染症への対策 …………………………… 192
❿ 免疫低下時の感染症 ………………………………… 198
⓫ 社会正義として正しい診療を行う ………………… 199

第3章 研修医に必須のプレゼン術を教えます

1 症例プレゼンテーションの基本とコツ
～必要な情報をいかに正確に短く伝えるか　　　岸本暢将　204

❶ 症例プレゼンテーションは医学教育に不可欠 …… 204
❷ オーラルプレゼンテーションは，医師としての能力を反映する …… 205
❸ 症例プレゼンをする前の準備 ……………………… 206
❹ 症例プレゼンとはどういうもの？ ………………… 207
❺ 実例でわかる！症例プレゼンで話すこと，省くこと …… 211
❻ まとめ ………………………………………………… 224

2 学会発表(口頭発表)の基本とコツ
〜外に飛び出してみよう!
岸本暢将　227

- ❶ 学会の口頭発表にチャレンジ! ……………………………………… 227
- ❷ 学会発表に重要な13のコツ ………………………………………… 228
- ❸ コミュニケーションの基本:聴衆のCredibilityを獲得する ……… 234
- ❹ 留学のススメ:実際に体験してみないとわからない! …………… 238
- ❺ 臨床留学のタイミングを逃すな! …………………………………… 242

索　引 ……………………………………………………………………… 248

Column

- 勉強のしかた ………………………………………………………………… 17
- メタアナリシス ……………………………………………………………… 39
- RCT(ランダム化比較試験)……………………………………………… 39
- 患者さんへの説明 …………………………………………………………… 59
- 記憶に残る患者さん ………………………………………………………… 84
- Managed Care とは ………………………………………………………… 86
- 真の屋根瓦式教育:子曰く、由、女に之を知るを誨えんか ……………… 92
- 夜中の足音要注意! ………………………………………………………… 100
- 感情労働を患者さんにさせてはいけません! …………………………… 107
- うつ病スクリーニング〜SIGECAPS〜 …………………………………… 112
- 医者の不養生:時には息抜きを …………………………………………… 114
- 入院患者の発熱時の指示について ………………………………………… 124
- 風邪患者の発熱時の処方について ………………………………………… 194
- 研修医時代にマスターしよう ROS 聴取法 ……………………………… 215
- Body language(ジェスチャー)のコツ ………………………………… 236
- どうせ診るなら気持ちよく ………………………………………………… 240
- リトリート(休養日)について …………………………………………… 246

第 1 章

研修医に必要な心構えです

臨床研修でいかに効率よく成長するか

第1章

研修医に必要な心構えです
臨床研修でいかに効率よく成長するか

岡田正人

1 目標を立てて一生懸命やろう

　初期研修を始めるにあたって，皆さんが研修中に身に付けたいと思っている目標はどのようなものでしょうか．基本的な医学知識に加えて，実際に患者さんに接する機会があるのですから，基本的な手技や医師としての患者さんへの接し方というのも，学生時代と比べればとても効率よく修得できます．しかし，初期研修の次には後期研修が控えていますので，次の段階で勉強するための準備という意識ももっておくといいのかもしれません．初期研修の間に，患者さんを実際に治療することでどのくらい広汎な知識が必要かを感じ取るでしょう．そして一つ一つを中途半端ではなく，ピアノで一曲一曲を仕上げていくように，ある程度完成の域まで修得していくために，後期研修でさらに研修を続けていくことになります．欧米の研修は前期研修2〜3年，後期研修2〜3年での達成目標が形骸化したものではなく，実際の具体的な指標として意識されています．もちろん一生勉強というのは変わりませんが，やはり卒後6〜8年で専門医資格を取るなど，誰から見ても一人前と認められるようなゴールを意識しながら，一つ一つの項目をマスターしていきましょう．何となく働いていて達成できるものではありません．まずは自分が

何をわかっていないか自覚できるようになることが第一歩です．

アトピーの赤ちゃんを連れてきたお母さんに「初めてのお子さんの子育ては大変ですか」とお聞きしたら，「私の人生の3年はこの子にあげることにしましたから大丈夫です．3年間一緒に楽しく過ごして，幼稚園に入ってからまたいろいろ考えます」と言われたことがあります．初期研修では，先生方が本当にしたいと思っていること以外のことも研修しないといけないかもしれませんが，医師である以上はいつか必ず役に立つことばかりです．たかが2年で必ず終わるのですから，せっかくなら一生懸命やった方が感謝もされるし評価もされるので，楽しいのではないでしょうか．

❷ 病棟業務は朝が決め手

一例としてニューヨークでの初期研修時代のスケジュールをご紹介します．7時からチーム回診が始まるので，必ず6時前には病院に行き，すべての自分の患者さんの回診を済ませて，SOAP式（2章-4参照）の診療録も書き終えるようにしていました．チーム回診のときには，部屋の外で各担当インターンが1分間で患者さんをプレゼンテーションして方針を決めます．このときに理路整然と自分の考えた方針が言えないと，言われたことをやらされることになるので楽しくないですし，自分の考えがまとまらないうちに指示を受けてしまっては考える力もつきません．もちろん，チームでのディスカッションで方針が変わることはありますが，**自分で考えたうえで間違っていたことを自覚する**ことが一番の勉強になります．

それ以上に，**朝に方針を決めて文字化する**ことはその後の仕事の効率を上げるのにとても重要です．どうせ同じことをするなら早く済ませて早く帰りたいというのが，怠け者の私の当時の考えでした．例えば，皆さんが引越しをするとして，準備の買い物に行くとしましょう．都会まで出て思いつくままに家電量販店やデパートを見て回ると，あれもこれ

もと必要なものが手に入ります．お昼を食べている頃にはある程度荷物がそろっていますが，座ってよく考えるとまだいくつか必要なものが浮かんで，午後も買い物を続けることになるかもしれません．ぶらぶらと見て回るのは楽しいですし，あまりストレスにもならないかもしれませんが，このような買い物をしていると，あっという間に一日が過ぎてしまいますよね．でも，朝出かける前に15分座って，買い物リストとそれをどこの店のどこで手に入るかを調べてどの順序で回るかをメモしておけば，お昼までには終わることも多いですね．初期研修のときというのは，やることがたくさんあります．探せばやった方がいいことは周りにごろごろしているので，無計画に気付いたものからやっているとあっという間に1日が過ぎてしまい，必ずしないといけないことが残っているのでなかなか帰れない，ということにもなりかねません．特に診療録を書くというような面倒なことは疲れる前にやってしまった方がとても効率がいいです．ということで朝の時間の使い方を計画的にすることをお勧めします．

　具体的には，まずは毎朝一人で患者さんに会って話をして基本的な診察をすることで，大切な所見を見逃さない訓練になります．そのあとに，

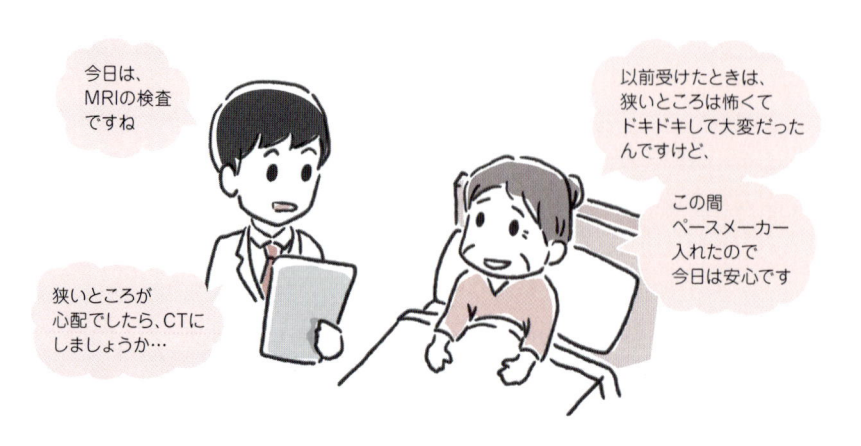

前日までの所見を確認して，自分自身でロジックに考えて計画を立てることで，臨床的な疑問点なども明らかになりディスカッションがしやすくなります．また朝のうちに疑問点を解決して計画を立てることで，その日の動く順序が決まり，終わりが見えて働くことでとてもストレスが軽減できます．皆さんも，知らないところに歩いていくときに，行きはとても長く感じますが，帰りはどのくらいで着くのかがわかっているのでとても短く感じた，というような経験はないでしょうか．始める前に，**ある程度のその日の仕事全体を把握する**ことは精神衛生上もお勧めです．

❸ 診療録の書き方とプレゼンのやり方

　診療録はSOAP式で書くのですが，これがそのままプレゼンテーションになります．プレゼンテーションに関しては，3章-1で詳細に解説がありますのでごく簡単に触れます．さて，ここで本を閉じて，皆さんの最近入院した受け持ち患者さんを思い出して，朝のチーム回診のときのような1分プレゼンテーションをしてみてください．まずは，SOAPを書いてみてからやってみてもいいかもしれません．必ずやってみてくださいね．そうでないとこの後を読んでもピンとこないかもしれません．

　それでは，よいでしょうか．あまりうまくはありませんが私が一例やってみましょう（図1）．

❶まずは，患者さんの全体像がイメージできるように年齢，性別に加えて主な合併症を挙げます．
❷その次に，診断の根拠を診断時の時系列に沿って述べます．つまりは主訴，身体所見，検査です．
❸そして，その時点での計画としてのオーダーした検査と治療とを述べて，
❹その後の経過，治療反応に関して最新の情報，つまりはその日の診察所見を述べます．
❺その後に，その日の計画，退院までの長期的な計画を述べて，
❻最後に合併症などに関する補足事項を述べて終わります．

❶ 49歳の高血圧、糖尿病の既往のある男性で

❷ 昨晩労作時息切れと発熱で来院されて、胸部X線で肺炎の診断となり

❸ セフトリアキソンとアジスロマイシンで治療開始しています。痰のグラム染色ではグラム陽性双球菌がみられましたが、抗酸菌培養も含めて痰培養と血液培養も提出しています

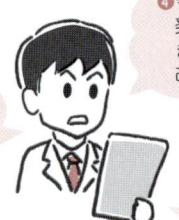

❹ 今朝は、バイタルサインは正常で、発熱もなく呼吸数も16です。まだcrackleは聞こえますが改善傾向です

❺ 昨晩提出した迅速尿中抗原検査を午前中に確認し、採血を明日、胸部X線は退院前の1週間後を予定しています

❻ 血糖のコントロールは問題ありません

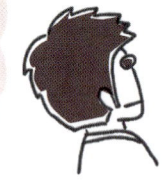

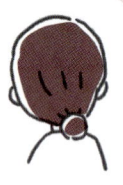

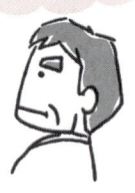

図1　症例プレゼンテーションの一例

症例プレゼンの詳細は3章-1参照

　特に，治療反応性を治療前と後でどのようにモニターする予定か，また今まだ結果の出ていない検査が何でそれがいつ判明するかを意識しておくことはとても重要です．

　診療録の記載も基本的にはプレゼンと同じですが，SOAPのSでは主訴のあとに時系列に沿って病歴を書き，既往歴や薬物アレルギーなど重要なものは目立つように書きます．そしてAとPではそれぞれの問題に対して実際にどう考えてどうする計画なのかが，誰が読んでもわかるように記載する必要があります．

❹ 守破離：研修の道

　『西遊記』は三蔵法師の研修を描いた物語のようですので，天竺は専門医にあたるのかもしれません．とはいえ終わりの見えない旅は精神的

にもとても大変ですが，今の日本の研修は終わりがある程度はっきりと見えています．

　三蔵法師は自分の欠点を客観的に捉え，不都合なことにすぐ怒りを感じてしまうところを孫悟空，都合のいいものに執着してむさぼってしまうところを猪八戒，おろかに得をしようとして結局は損をしてしまうところを沙悟浄として，まるで他の個体として存在するかのように見つめながら研修を続けたようです．このような多かれ少なかれ誰にでも存在しうる煩悩を自覚することから，学びは始まるのかもしれません．

　研修は授業料と交換に教えてもらう権利のあった学生時代とは違い，自分から学ぶ強い意志と教えてもらえる環境整備が必要になります．私が初期研修医だった頃を振り返っても，自分のまだできないことを認め，わかっていないことをちゃんと認知し，近道をしようとせずに多くの先人の教えから真摯に学ぶというのは，意外と難しいものでした．では，どのような心構えで学んでいくといいのか，これから一つ一つみていきましょう．

1）急がば回れの研修

　武士道には守破離という言葉があるそうです．「守」では，まず基本の型をしっかりと学習し身に付けます．土台となる必須の部分を修得する段階です．次に基本が確実にできるようになったところで，「破」として，基本に付け加えることのできるようなマイナーチェンジを模索し試してみます．そして「離」の段階で，それまでに身に付けた技能を活かしながらも自分なりの新しい型を創作する，という考え方です．

　研修医のときにも，指導医の間違いを見つけたり，いい案を思いついて，勝手にやってもたまたまうまくいったりすることは少なくないと思います．でも，それは本当に正しいことなのでしょうか．物理や数学と違い，医学では生体にある程度の余裕があるので，基本的な原則を守らなくても10回に9回は大きな問題になりません．でも，皆さんが何年も医師として働く間には後悔をすることになるかもしれません．**医学は理論だけでは実践できず，やはり経験が必要です．**ということで，守破

離の3段階を意識して研修することをお勧めします．

2） まずは言われたとおりに：守

　守はまだ経験の乏しい時期で，指導の細部に隠れている理由がわからないことのある研修1～2年目にあたります．

　例えば，関節注射をするときには，各関節の解剖や挿入部位の見つけ方をしっかり学んで，実施する際にはアルコール綿で汚れを取り，ポピドンヨード（イソジン®）で消毒し，その後にシリンジに針を装着して薬液を吸引すると習ったとします．そのときに，穿刺方法さえわかっていればシリンジに薬液を入れた状態でベッドサイドに持っていくことも，特に問題はないと感じるかもしれません．しかし，実はもともと習った手順ではイソジン®が乾くまでの時間を確実に確保することができます．また，患者さんの目の前で麻酔薬やステロイドを説明しながら吸入することで，見逃していた麻酔液アレルギーなどを直前に再確認することもできるかもしれません．そして，何といってもその場で封を開けてシリンジや針，薬液を用意することは，衛生的にも利点があり患者さんにも安心を与えます．皆さんも，高いワインを頼んだときにソムリエがコルクを抜いたボトルを奥から持ってきたらどう思いますか．中に何が入っているか不安になりませんか．

　ということで，疑問は疑問として質問をして納得すべきですが，その**後は勝手に考えずに教えられたとおりにまずは行動して，その意味が自然にわかるまで基本を身に付けることは大切です**．指導医は一つ一つの手順の理由がわかるように説明すべきでしょうか．甘えてはいけません．そのように教えてくれる指導医にはとても感謝すべきですが，そうでないことに不満を言うべきではありません．もちろん，先生方が指導医になったときには，一つ一つわかるように説明してあげましょう．自分ならそうすべきです．特に自分の経験上で役に立ったことに関しては，自分のチームのアウトカムをよくするためにも必要です．これがダブルスタンダードです．

3）原則の意味がわかれば応用してみよう：破

　次は研修3〜5年目にあたる破です．ある程度できるようになったら，どんどん積極的に勉強して指導医とのディスカッションを増やして，よりよい方法にマイナーチェンジを試みましょう．関節注射の針もより細いものでも十分で，患者さんの痛み，出血，感染症のリスクを減らせるかもしれません．

　またこの時期までに，**しっかりとした成書を読む**ことをお勧めします．車の運転をしているときにナビにばかり頼っていると，その場の正解の

Column

勉強のしかた

　私は教科書を読むときに線を引く癖がありました．何となく見開きの5％ぐらいに線が引いてあると，綺麗で勉強した気になります．でも，最も効率がいいのは，見開きを読んだら欄外に（PDFなら注釈機能で）2〜3行で重要なことを書き出すことのようです．これは最初面倒ですが，一度受動的に入ってきた知識を，能動的に出すことで理解が深まります．

　ご存知のように，最もよい勉強法は人に教えることです．学会に行った日には，ノートを飲み会にでも持って行って，みんなに図を書きながらガンガン説明します．若い先生方には迷惑かもしれませんが，これをすると知識が身に付きます．でも，人に教えるには読んだり聞いたりした知識を一度は自分の中で整理する必要がありますので，学会などでは皆さんも色々と考えながら聞いているのではないでしょうか．

　教科書を読んでいるときには，なかなか考えながらという訳にはいかないので，代わりに欄外へ書き出します．もちろん，30％以上に線を引かなければいけないような状況では，書き出しても写経のようになってしまいますから，前段階の勉強が必要になります．

　せっかく医学部で講義を受けて，国家試験のために勉強したのですから，忘れる前に知識を維持できるように実践的で理解しやすい教科書を読んで，どんどん人に教えましょう．同僚でも，患者さんでも，奥さんでもいいです．聞いている人がわからなければ，先生方が理解していないだけかもしれません．あと，どんなに懇切丁寧に教えても，聞いた人よりは先生方の方が知識が根付くのでライバル心は捨てましょう．目指すは世界一の名医ですから，病院のなかで争うよりも教え合う環境を整えて，絶対的なレベルを上げた方が必ず将来役に立ちます．

道は得られても，とっさの判断や応用はいつまで経ってもできるようになりません．その周辺の狭い視野の地図しか見ていない，その場限りの対応だからです．UpToDateなどは，答えを羅列しているカードですのでとても便利です．しかし，受け持った患者さんに関係しているところだけでもハリソンや専門分野の世界一の成書をしっかりと読んでおくことは，その後の理解した知識による応用や，それ以上に大切なserendipityにつながります．serendipityとは，例えば嘔気嘔吐と好酸球増加がみられる患者さんを好酸球性胃腸炎やアレルギーかなと思って診察しているときに，軽度の皮膚の黒ずみから副腎不全を診断するようなことです．もともとの基本的な医学知識があることによって，急いでいたり，印象的に強い所見から鑑別診断が狭まってしまっていた場合でも，基本的な診察と応用力によって"偶然"正しい診断にたどり着くことができます．しかしこれには，**しっかりと病態生理を理解した診療の繰り返しが必要**で，マニュアルに頼った診療をしていてはその場限りの対応力しかつきません．

信頼しあって働くのは大切ですが，同意してばかりではチーム医療の意味がありません．自分の考えをしっかり理由を付けて発言し，みんなでよりよい診療を目指してこそ，真のチーム医療ではないでしょうか．

4）暖簾（のれん）をもらおう：離

そして最後に，研修6〜10年目の一人前の専門医となる直前にあたる離です．この時期には，お世話になった指導医の先生だけでなく，多くのメディアや勉強会からも学ぶ準備が先生たちの頭の中にはできていますので，効率よく多くのことを本当の意義を理解して吸収できるはずです．そして，立派な指導医となって次の世代を育てていっていただきたいと思います．お世話になった指導医の先生や病院には敬意を払いますが，自分でも新しい診療手法を開発していける段階まできました．基本が身に付いて一人前になった証拠ですので，研修施設からは暖簾分けをしてもらって卒業です．暖簾分けというのは本店と同じ味をコピーするのではなく，本店の**基本的レベルを守りながら独自の味わいを出さな**

ければ意味がありません．どんどんいろいろな先生からいいところを吸収して，最高の医療を患者さんに提供しましょう．

⑤ 好かれる研修医になろう

1）挨拶をしよう

　幼稚園のようで申し訳ないのですが，人間関係の基本というのはそう変わるものではありません．看護師さん，技師さん，事務の人，医師同士など同じ職場の人とは，にっこり微笑んで声を出して挨拶することから始めましょう．できれば，苗字もつけちゃいましょう．この1秒だけで，「私のことちゃんと覚えているなんて感心な研修医」，「この研修医威張ってなくていいね」，「この先生は話しかけやすい」，「おお頑張ってるな」，というような**全く何の根拠もないプラス評価が得られるかも**し

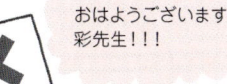

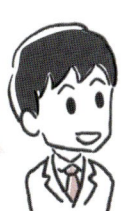

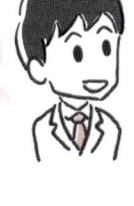

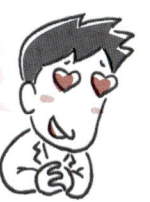

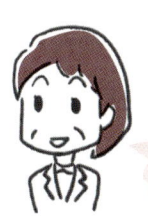

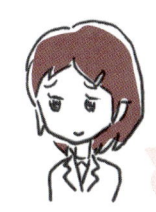

れません．こんなチャンスを逃す手はないと思いませんか．ここで，しっかりと前を向いて背筋を伸ばすこともお勧めです．媚を売っているように見えてしまっては，もったいないですね．一緒に働いていて気持ちいい人っていますよね．そうなる第一歩だと思って照れずに始めましょう．研修1日目からでも，ある日突然でも構いません．周りの人は自分が思うほど自分のことを気にしていないものですから，いきなり挨拶を始めたからと言って急に変だななどとは誰も思いません．

2) どうせやるなら気持ちよく

　ニューヨークでの研修医1年目のICUローテーションのときに，看護師から「中心静脈カテーテルを入れてくれないか」と頼まれました．末梢でも問題ないと思っていたのですが，その患者さんは1日に何回も抗菌薬などの点滴が必要で，点滴が詰まったり抜けると入れ替えるまでに時間が経ってすべてのスケジュールが狂ってしまい看護師さんは大変だったようです．そのころの米国の研修は，週100時間ルールが施行される前（現在は60時間ルールらしいですが…）で，座るという行為の存在を忘れてしまうような忙しさでしたが，すぐにカテーテルを入れるととても喜んでお礼を言ってくれて，よかったなと思ったのを覚えています．何となく，看護師さんに協力的なインターンという印象をもってもらって，それから仕事がやりやすくなりました．その日は夕食の時間はなくなってしまいましたが，残りのローテーションがとても楽になりました．

　あのときに，「今は時間がないから後で」と言って数時間後にしていたらどうだったでしょうか．もしくは，「必要なものをベッドサイドに用意しておいてくれればしますけど」というように威張った態度で接していたらどうだったでしょうか．結局は同じ時間をかけて仕事をしても感謝されなかったと思います．どうせしなくてはいけない仕事なら，気持ちよくした方が頼んだ方も頼まれた方も得ですね（3章-2，240ページコラム「どうせ診るなら気持ちよく」も参照）．

　実は，これは**医療安全において**とても重要なことです．看護師さんや

同僚に何か言われたときに気持ちよく接していると，ちょっとしたことでも教えてもらえるようになります．例えば看護師さんとの風通しをよくしておくと，「患者さんが少しだるそうでいつもと違うので診察してもらっていいですか」などと言ってもらえたおかげで大事に至らなくて済んだ，などという経験は多くの医師がします．先生たちも怒りっぽい上の先生にはあまり話しかけたくないのではないですか．

　実は，このICUローテーションのときは私には全く心の余裕がない時期で，本気で「こういう状況で精神がおかしくなるんだ」と，それまでは想像もしていなかったことが頭に浮かぶほどでした．でも，その看護師さんが「中心静脈カテーテルがあると，とても管理が楽になるの，頼めるかしら」というように，こちらから「そうですね，では今しましょう」というふうに答えやすい言い方をしてくれたのでよかったのだと思います．頼むときには，押し付けるような感じではなく，こういう理由でお願いしたいけどどうでしょう，と**あくまで決定権を相手に任せたよ**

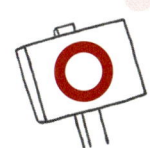

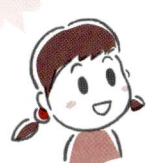

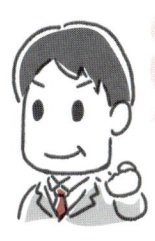

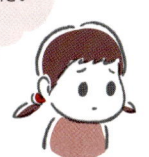

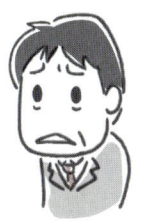

うな言い方は，強制されたという感じがなくて受け入れやすいですね．この看護師さんからは，気持ちよく引き受けると結局は得をするということだけでなく，依頼するときの心得も教えてもらったのだと思います．

3）謙虚さを忘れずに

　米国で研修を始める前に日本でも研修をしました．今思い返すと，せっかく数年上の先生に教えてもらっているのに，自分のわずかな知識をひけらかして半ば反論するような態度をとってしまったことがあったかもしれません．大学4年のときに購読を始めたNEJM（The New England

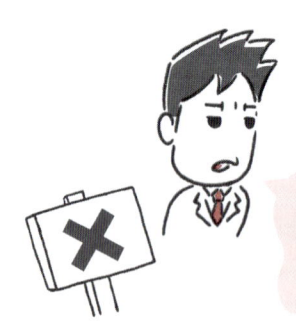

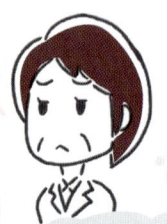

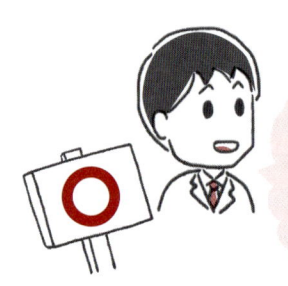

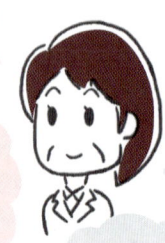

Journal of Medicine）は常に持ち歩いて読み込み，ハリソン（Harrison's Principles of Internal Medicine）も学生時代に全部読んで，膠原病の教科書KELLEY（KELLEY's Textbook of Rheumatology）も夜中までコツコツと読んでいたので，天狗になっていたのだと思います．

　でも，米国に行くとNEJMは読んでいて当たり前，ハリソンは3回読んだという研修医もざらにいて，指導医に至ってはハリソンを書いている，KELLEYを編集しているというレベルです．日本でチェスがうまいと思って欧米に行ったら自分は普通のレベルだった，という感じです．ここで後悔したのは，日本でしっかりと将棋を勉強してこなかったことです．医療というのはとても学ぶことが多く，どんなに立派な臨床医でも満点などは程遠い世界です．どんな研修病院でも大学病院でも学べることはたくさんあるので，**せっかく置かれた状況を活かさないのはもったいありません**．自分の知識は常に浅い，狭いと思って，教えてもらえることに感謝しましょう．先生方が読む論文は新しくても，実はその前にいくつも基礎となる論文が出ていて，結論はすでに専門医の間では常識になっていることも少なくありません．そんなときに，あたかも新しいことを発表するような言い方をすると，自分の知識の浅さを明らかにしてしまうことになりかねません．

　あと，研修医のうちは，病院の外での飲み会などで愚痴るのはいいですが，病院に一歩足を踏み入れたら不満や不平を言わず，他人の悪口も言わないというのが基本です．職場は神聖なものです．たかが数年間の研修です．自分をだましてでも乗り切りましょう．

4）教えられ上手になろう

　研修中も年次の下の研修医と教えあったりすることは日常茶飯事ですが，指導医になるとそれはそれで違った意気込みがあるものです．私も専門医になってすぐの頃は，病棟のチームに教育をするのが楽しみだったのですが，何だかわかっているのかいないのか，つかみどころのない研修医の先生もいました．でも，上の先生から「ああいう研修医が化けるんだよ」と教えてもらった覚えがあります．

学校と違うのは，研修医教育というのは結果がはっきりしません．塾の先生なら，教え子の何人が有名大学に進んだなど，教育する方の成果ともなる結果が誰の目にも明らかです．しかし，研修医が全国模試で何位というような順位はありませんから，教育にあまり熱心でない先生も熱心な先生も，研修医の習熟度によって評価されることはそれほどありません．ということで，教えらえ上手の研修医はどんどん良い臨床医になりますが，相手にしてもらえないと置いて行かれることになって，研修が終わった頃にはその差が大きく開いてしまいます．結局，教えてもらえなかった研修医はその後の医師人生がとても辛いものになってしまう可能性があります．

　それでは，どのような研修医が教えられ上手なのでしょうか．皆さんも自分が教える立場だったら，と仮定して考えてみてください．どうですか，いろいろと思いつくのではないでしょうか．このようなシミュレーションは臨床医にはとても大切で，患者さんの立場になって，また親御さんの立場になって考える習慣を身に付けておくことも臨床医としては必要な技術です．

❻ 一貫した態度で礼儀正しく

　Yale大学で後期研修医をしているときに，特別にアレルギー科と膠原病科の2つの科の研修を同時にしていました．膠原病科がメインでしたが，アレルギー科の教授にもとてもお世話になり，研究でも特別なT細胞のクローン細胞の作製を一緒にさせてもらいました．膠原病科の方の研究と臨床だけでも大変だったのですが，せっかく頼りにしていただいたので何とかやっていました．ある日，他の病院に移っていた指導医の先生に，アレルギー科の教授は調子のいいときには頼むけど，突然態度が変わることがあるから気を付けた方がいいと，忠告されました．臨床の病棟コンサルト当番と実験のスケジュールが重なって大変になっていた時期だったので膠原病科の教授に相談したところ，初めて真剣な顔で

諭されました．「アレルギー科の教授はとても君を評価してくれているのだから，そんなことに耳を貸してはいけない．人と接するときにはとにかく一貫した態度が重要で，一度でもぶれてしまうと一生元の関係には戻れないことは覚えておいた方がいい．いろんなことを言う人はいるかもしれないが，自分で考えないと取り返しがつかないことなのだから」と言われました．

　パートナーとして協力して仕事を始めるのは比較的簡単ですが，**パートナーで居続けるのはそれほど簡単ではありません**．あなたがパートナーとしての資格がある医学者・医療者である以上，態度を変える人はいないと考えて，常に相手にとってGive & Takeの成り立つパートナーであり続けるようにしたいものです．なお，ここでもダブルスタンダードですから，自分からは一度パートナーになった人は大切にしましょう．いいときだけというのはやはり都合がよすぎます．

7　同じことを2度言われない

　アメリカでは夫婦間で運転を教えてはいけない，というのが一般論としてあります．教えたのに同じ間違いをされると最初はいいですが，だんだん腹が立ってくることが多いようです．特に自分は簡単にできることだと何だかバカにされているようで，教えてあげているのにまともに聞いていないという苛つきで，せっかくの仲のいい夫婦にも亀裂が入ることがあるようです．

　車の運転のような身体的なものは難しいですが，医学的なことは，特に既に医学部を出て国家試験にも合格した皆さんには，一度言われたら身に付ける能力があるはずです．**すぐに実行に移すか，ノートをとるかどうかが鍵です**．意識障害患者さんの鑑別診断，胸痛での入院患者さんでの検査，腎障害患者さんへの造影剤投与時の前処置などなど，知っておかないといけないことはいくらでもあります．私の研修医時代にはポケットに入るノートを常に持ち歩いていて，教わったこと，後で使えそ

ノート
教わったこと，役立ちそうなことをメモする

- 急性膵炎の重症度判定
- アルコール依存症への定型問診

カード
入院患者さんの必要事項を書き込む

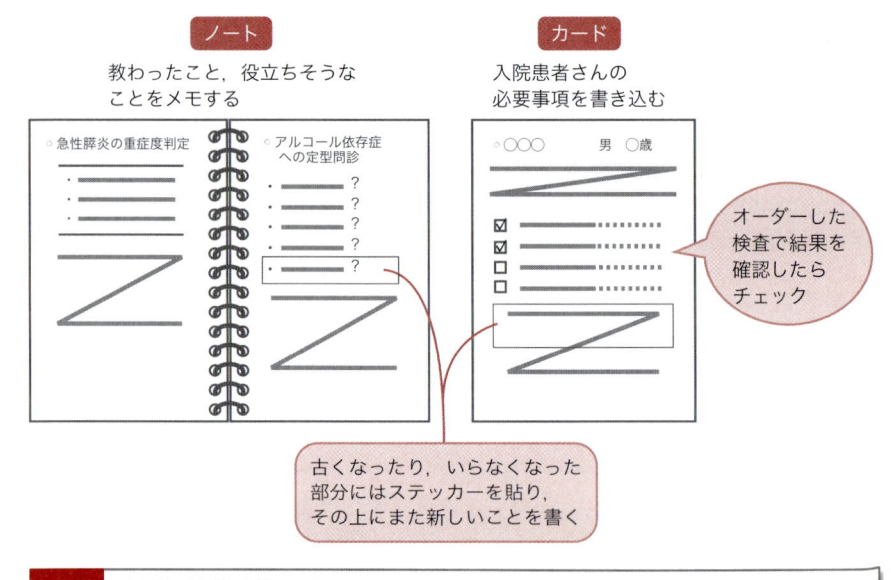

○○○　男　○歳

> オーダーした検査で結果を確認したらチェック

> 古くなったり，いらなくなった部分にはステッカーを貼り，その上にまた新しいことを書く

図2 必要な情報は常に手元に：入力が速い人はタブレットでも…

うなことはメモを取ったりコピーを張り付けたりしていました．いらなくなったものは上から白いステッカーを貼って，またその上に新しい知識を書き込んでいきました（図2）．このように，アルコール依存症患者さんへの定型問診，急性膵炎患者さんの重症度判定など，必要なときに必要なことがすぐに見つけられるようにしておけば，一度教わったことは次の入院患者さんからは当然のようにプレゼンテーションに組み込めます．何か教えているときに，聞き流している研修医よりはしっかりノートをとっている研修医の方が次に教えてもらえる確率は高くなると，この年になると思います．

　入院患者さん一人ひとりにカードを作って持ち歩くのも，私たちの時代の米国の研修では当たり前でした．入院のときに必要事項を書き込んだ小さなカードを作って，必要事項を書き込み，プレゼンテーションの準備に使います（図2）．オーダーした検査は箇条書きにしてチェックするための□を書き，結果をチェックしたら✓を入れます．いらなくなった古い情報は消していくかステッカーを貼るか，余程長い入院で収

拾がつかなくなったら新しいカードに整理します．これをしていれば，何の検査をいつしたか，次はいつするか，結果はちゃんとチェックしたか，すべて把握できます．思い付きでケアできるほど入院患者さんは甘くはありません．**研修医の先生は患者さんにとっての最後の砦です．先生方が忘れればそれで終わります．**

『パッチ・アダムス』という患者さんのケアに笑いを取り入れた医師の映画があります．私がその映画で一番印象に残っているのはパッチ・アダムスではなく，医学部入学式での医学部長のスピーチです．覚えている範囲で書くと，

医学部長のスピーチ

「確かに人間はミスを犯します．しかし患者さんは1つしかない命を君たちの手に委ねるのです．そして，患者さんには君たちと同じように守るべき家族や，この上なく愛しく思ってくれている人がいます．だから，ここでは君たちを人間から医師に変えます．医師という絶対にミスをしない存在となるために，君たちはここに来ました」

映画「パッチ・アダムス」の記憶より

頑張りすぎないのが丁度いい，なんて言われてその気になりそうになったら，この映画を一度観てみることをお勧めします．

8 指導医を目指して：仕事のストレスは量より質

予防接種や献血のバイトでとても時間が経つのが長く感じる，という経験をしたことはありませんか．専門分野の外来や病棟で一生懸命考えながら働いているときには数時間はすぐ過ぎますが，同じ作業を繰り返しているとだいぶ働いたつもりでも，まだ30分しか経っていなかったりします．これは，同じ時間働いても働いているときの質が違うからです．決まったことをやらされる仕事や，成果がはっきりしない業務というのは，ストレスが大きいので長時間行うのは簡単ではありません．

フランスにはプチ・シェフという言葉があります．あまりいい意味で

はなく，部下を必要以上に管理しようとしたり，威張って自分の権限を誇示したりする人のことで，いわゆる役職がついたところの"ちっちゃな上司"という感じです．よく本当に偉い人は威張らないと言いますが，これはそういう人とは気持ちよく一緒に働けるので部署みんなが力を発揮して業績がよくなるため，本当に偉くなりやすいのかもしれません．

仕事のストレスというのは，量ももちろん重要な要素ではありますが，それ以上に自発性，融通性，達成感が関係していると言われています．朝は早くからみんなで集合，夜も上の先生が帰るまでは帰れない，週末もみんなで集まって回診，いちいち細かいことを命令されて，患者さんがよくなれば感謝されるのは上の先生だけ．これでは，自発性，融通性，達成感のどれもないので，必要以上のことまではやろうとは思えなくなってしまうかもしれません．皆さんも指導する立場になったときには，働きやすい環境の整備に気を遣ってください．大事なことは，指導医にはスケジュール的にも融通性があるので，同じ量の仕事をしても下の先生よりもストレスが少ないことを自覚して，自分と同じだけ働かせようとしないことです．

また，頭ごなしに指示をするのではなく，ソクラテス方式で，下の先生が自分から判断して元々の指示したかったことを実践できるようにもっていきます．この「1分長く話すこと」を面倒がらないことが思いやりかもしれません．「発熱と軽度の頭痛があるから念のために腰椎穿刺しておいて」，と言うよりは，「発熱と軽度でも頭痛があって，診察と病歴，胸部単純Ｘ線写真，血液・尿検査からは今のところ感染のフォーカスがはっきりしないけど，どう思う」と問いかけてみます．そして「髄膜刺激症状は強くないですがやはり否定できないので，抗菌薬投与前に腰椎穿刺をして培養とヘルペスウイルスのPCRは出しておいた方が安心だと思います」と言ってもらえたら，「そうだね．それでいこうか」と言ってからやってもらうと結果が陰性でも次につながりますね．

もし問いかけたときに研修医が悩みこんでしまったら，より具体的な方向に話をもっていきます．例えば，「先生も感染症を疑ってるんだよね．フォーカスはどこだと思う」，「呼吸器，尿路は調べたよね．あとは頭痛かな」，さらに必要なら「項部硬直とかは診療でははっきりしなかっ

たね．でもこれで否定できるかな」，「抗菌薬始めて反応みてみてもいいけど，培養とってないと効果が十分じゃなかったとき困るかな」などと少しずつ進めていきましょう．

　では，研修医のときにできるだけストレスを少なく仕事をこなすにはどうしたらいいでしょうか．結局は同じで，自発性と達成感です．どうせやらなければいけないことは明白なことが多いですから，後回しにせずに自分からやってしまいましょう．同じことをやっても言われてからするよりも気分がいいですし，ちゃんとやれば評価もされるので達成感もあります．また，ついでにやってしまっても大して労力の変わらないことは，他の人の仕事でも積極的に代わってやってしまいましょう．自分から始めれば，みんながそのような雰囲気になり，仕事の効率が上がり楽になります．患者さんに関しても，自分から毎日の初めにきちんと話かけて短い時間でも患者さんの疑問や不安を解決してあげることを心がけます．そうすれば感謝されますし，何と言っても患者さんとのコミュニケーションがうまくいっていれば，いろいろなことが早期に対処できるので結局は仕事が楽になります．できる研修医は信頼されるので徐々に任されることが多くなり，仕事の融通性も増してくるものです．皆さんもプチ・シェフにならないように，またプチ・シェフがいたとしてもそれは先生方の問題ではありませんから，自分のストレスにしないようにしましょう．問題のある他人を自分のストレスにしないのは，どんな職場でも基本です．

❾ 研修医のための危機管理：いざというときに慌てないように

　いろいろなことで追求されたときに，堂々と答える人と慌てて場を取り繕うとして後から説明がつかなくなって窮地に追い込まれる人がいます．せっかく真面目にやっているのに，足をすくわれるようなことはとても残念なことですし，精神的なストレスで診療に集中できないなどということにもなりかねません．

医師という仕事はリテイルですから，いろんな人と接することになります．どんなに先生方が真摯に診療をしていても，ある一定の確率でストレスが訪れますので，シチュエーションに応じて準備をしておくことがとても大切です．

1）急性のストレスへの対処法

急性のストレスではまずは腹を据えることです．「いくらでも時間はあるので，納得いくまでお話しましょう」という雰囲気を出すことが大切です．また，自分を取り繕ったり，相手の言葉を否定しようとすると状況はどんどん悪化します．相手の「あなたは○○なんじゃないか」という言葉には，「私が『○○だった』とおっしゃるのですね」というように，相手の言葉を直接返してみましょう．相手の言っているママに言うのですから，失礼にもなりませんし，それで相手がより怒ったりすることもありません．そうすると，相手は自分が言っていることを客観的に捉えられるようになって，「言い過ぎたかな」とか，「言っていることが少しおかしいな」とわかってくれることがあります．多くの場合は，こちらがどうしてそのような態度をとったのかが伝わっていないだけの問題ですので，まずはこちらの説明を聞いてもらえるように沈静化させ

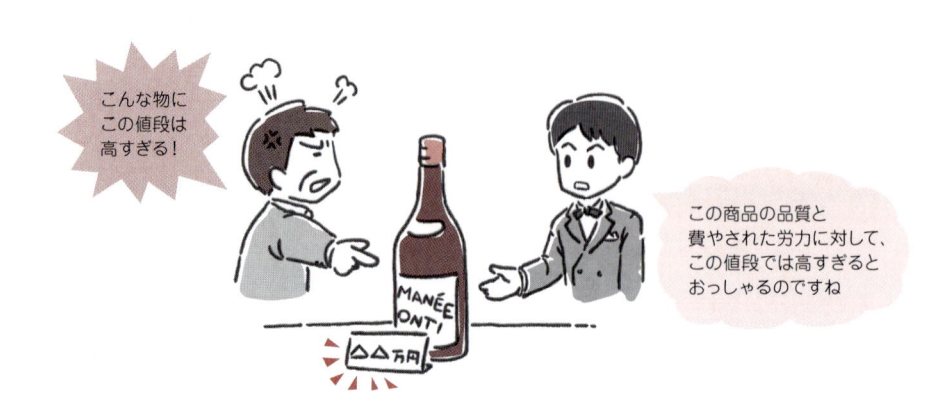

ることと，その後にしっかりとわかりやすく説明することです．

医師と患者さんの関係は対等ですが，医師という職業には威厳も必要です．患者さんがこの先生は信頼できる，と思ってくれるように接することが重要です．患者さんの方がお金を払っている客なのだから偉い，と思われるような関係では，結局は患者さんにとって最も大切なよいアウトカムを達成することは困難です．

それでは，1つ例をみてみましょう．1度目の診察で虫垂炎の診断がつかずに，2日後に救急で他の医師が担当して診断がついたとしましょう．

Pt「誤診だったのですね，謝罪してくだい」

Dr「先日お会いしたときは腹痛が起こったところで，胃腸炎の方の可能性が高いですが，虫垂炎なども否定はできないので，改善しないときにはもう一度来ていただくようにお願いしたのですが，来ていただけたのですね，診断がついてよかったです」

Pt「今日の先生は，診察してすぐに外科の先生を呼んでくれて，CTで診断がついたのに，あなたは何もしてくれなかったじゃないですか」

Dr「あのときは症状も胃のあたりで，血液検査も正常でしたね．虫垂炎の典型的な右の下のお腹の痛みは，今回のように数日経ってからしか出ないことがあります．もちろんCTを撮ることはいつでもできますが，健康診断で撮るような胸のレントゲンの何百倍も放射線を浴びることになるので，最初から全員にはお勧めしていません．あの時点では，あまりに早期ですのでCTでもはっきりと写ったか確かではありませんし，まずは胃腸炎の治療ですぐよくなるか経過をみていただくのが最善と考えました．私は『何もしなかった』とは考えていないのですが」

Pt「昨日からは本当に痛くなってしまって」

Dr「今日来ていただいて早めに診断がついてよかったです．外科の先生には，私の方からも数日前の状況の報告も含めてお願いしておきますね」

Pt「よろしくお願いします」

真摯に接する，媚を売らずに落ち着いて目を見て話す，思いやりをもって相手の面目を保つ，議論で勝ちにいかない，がコツです．

2）慢性のストレスへの対処法

　慢性的なストレスとしては，病院内の人間関係が多いと思います．病院のなかで自分のことをあまり好意的にみてもらえないということが起こったりします．大抵の場合は，どこかで調子に乗って自分が種を蒔いた部分もあるのでしょうから，しょうがないのですが，ある程度根の深さを感じたときには，すぐに関係を修復しようとしても無理なことが多いです．まずは，距離を置くことが大切です．できるだけ距離を置いて接しないようにして，負の感情が収まるのを息を潜めて待ち，関係修復の機会を伺います．

　また，相手が攻撃的になっていたり，積極的にこちらを嫌っているときには，それに気付いていることを悟られてはいけません．それが相手に伝わってしまうと，向こうもどんどん攻撃的になって，反応を楽しみます．こちらが困れば困るほど攻撃が楽しくなりますし，嫌われていても気にしないというような態度をとれば面目が潰れるので逆鱗に触れます．可能な限り接する機会を避けて距離を置いておきますが，出会ってしまったときには向こうがこちらを嫌っているなんて想像もしていないような態度を保ちます．これを続けていくと，そのうちいつの間にか許してくれることもあります．わざとらしい避け方は最悪です．また，自分が頑張っていることを誇示して評価してもらおうとか，自分の価値観でこれぐらいは当然，というような要求はcrying sister（分別のついていない子どもが足をバタバタして泣きながら「これ買って」と泣いている様子）と言って，あなたのお母さんでなければ決して相手にされることはありません．

　あなた自身に責任がなくても，問題が起こる場合もあります．他の医師に批判的な態度をとることが多い医師は，自分を客観的に見ることができないので，早期の改善は望めません．そのような人とは，できるだけ接点をもたないことです．これは例外的なことなので，大抵は大きな

病院でも1人か2人だけですから，何とかなると思います．

　ストレスの予防としては，十分に落ち着いて話す時間がないときに，問題となりうるような人と接しないように心がけることも大切です．ICUほどでなくても，ある程度の複雑な病状の入院患者さんやご家族さんへの説明は，時間外に外来に降りてきてもらってすることにしています．病室というのは，個室でも看護師さんが入ってきたり，テレビがついていたり，また患者さんもベッドに寝ていたりすると同じ目線で話すことが簡単ではありません．患者さんには「外来なら電子カルテでデータもお見せしながら説明できるので，降りてきていただいていいですか」と説明しています．落ち着いた環境で，ゆっくり話すのはとてもお互いの精神衛生上もいいですし，患者さんが用意をして降りてくるまでの数分でも集中して電子カルテで復習できるので，頭の整理にもなります．

　同じように，病院の上の先生などと話す場合にも，直前まで他のことをすることはせずに，5分でも10分でも話す内容を整理して，会話のリハーサルをしてから望むことをお勧めします．ストレスの対処法の一番は，やはり病気と一緒で面倒がらずに予防することです．

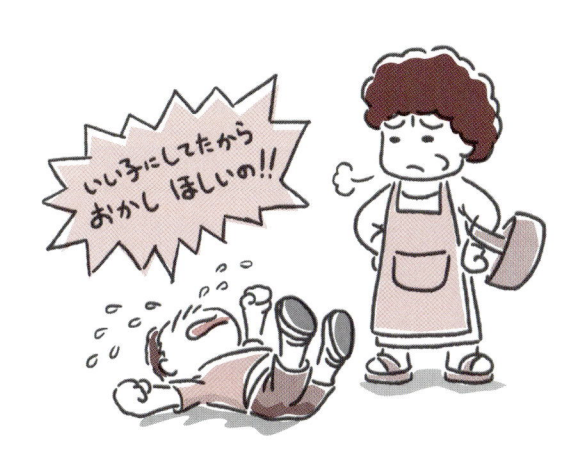

研修医チェックリスト

- [x] たかが数年間の研修，せっかくなら何でも吸収しようと，積極的に一生懸命取り組んでみよう．結局その方がストレスは少なくなる

- [x] 医学は，座学では身に付かない，経験による部分が大きい．まずは気分よく教えてもらえるように，教えられたことを素直に受け入れよう

- [x] スケジュールの把握，情報・知識のメモ，気持ちいいコミュニケーション，これが研修の効率化につながる

- [x] 教えられ上手が上達のコツ．教える立場になったと仮定して，どうすれば教えられ上手になるか考えてみよう

- [x] 成書を読むことで，原則を把握したうえでの応用力を身に付けよう

- [x] やり始めたことは責任をもってやり遂げる．中等半端にやっても逆に迷惑なことが多いので，プロとして最後まで信頼されるように行動しましょう

- [x] してもらって嬉しいことは，自分もやるようにする．やられて嫌なことは，やらないように気をつける．してほしかったことをしてもらえなくても不満に思わない．このダブルスタンダードは，研修医指導にも，患者さんに対しても大事

第 2 章

研修医の臨床力を上げます

第2章 研修医の臨床力を上げます

1 EBMは正しく活用しよう
そのエビデンスは信頼できますか？

岡田正人

　EBMは現在の医療において必須ですが，良質なEBMの存在しない分野が多くあることも事実です．EBMが存在するのかどうかの知識をしっかりもったうえで，使えるEBMはツールの1つとして活用し，EBMのない分野でも思考停止に陥らないように幅広い知識を身に付けることが重要です．

1 EBMの準備をしよう：医学的常識を備える

　一般向けのテレビ番組で解説者が医学的なことを話しているのを聞くと，何となく的外れになっていることがありませんか．いろんな分野の人に聞くと，これは別に医学に限ったことではなく，経済でも国際情勢などでも同じようです．もちろん，ある程度調べて事実に基づいてはいるのでしょうが，一つの事実を理解していても，その背景や相反する事実の存在などその分野での常識的なことが身に付いていないと有用な情報にはならないことがあります．医学部での教育を受け，成書を読めば，ベースはかなり身に付くと思います．しかし医学は日々進歩しているので，論文を定期的に読むことが大切になってきます．
　また，論文を読むのは英辞郎などのネット辞書をうまく使えば今は簡

単ですが，その臨床的意義を理解して実際に診療に活かすには，批判的に読むという作業が必要になります．もちろん，毎朝ジャーナルクラブをするような研修病院であれば，直接ディスカッションしながら学べますが，そのような環境にない場合にも今はいろいろと使えるツールがあります．

まず簡単なのは，The Journal Watchです．NEJM（The New England Journal of Medicine）と同じ出版元（マサチューセッツ医学会）がメジャーな250誌の医学ジャーナルのなかから重要な論文を毎週10本程度抽出して，論文のまとめとその分野の専門家による論文の背景から臨床的意義を簡単に解説してくれています．日本では大日本住友製薬のサイト（https://ds-pharma.jp/）で登録すれば毎週月曜日にメールで項目が送られてきて，邦訳された内容をすべて無料で閲覧できます．毎週10分で済むので習慣づけてはどうでしょうか．

もう一つがACP Journal Clubです．これも勤務先で購読されていなくても，ACP（米国内科学会）の準会員（http://www.acpjapan.org/admission/）になれば，学会誌のAnnals of Internal Medicineの一部としてOnlineで無料アクセスできます．毎月1回130誌のメジャーな医学ジャーナルから10余りの論文を選定し，抄録，重要な図表，専門家によるその論文の解説と過去の関連する引用論文が1ページにまとめられています．こちらの方が論文を読むという訓練としては格段に効果が高く，先に抄録と図表を見て自分の考えをまとめてから批評を読むことによって，実際に米国の教育病院でディスカッションに参加しているような疑似体験ができます．もちろん，NEJMなどの雑誌の論文をしっかり読むこともお勧めです．

2　検索エンジンは特徴を把握して活用する

　PubMed，Google Scholar，UpToDate，Clinical Key（旧MD Consult），DynaMed，Cochrane Libraryなど，医学情報の検索ツールはた

くさんあります．

> **代表的な検索エンジン**
> - PubMed：広範な論文の検索ができる．最新の論文から並ぶ
> - Google Scholar：すばやく論文を検索できる．検索結果は論文の引用数が反映される
> - UpToDate：一般的な医学的常識がまとまっている
> - Clinical Key：論文と各分野の代表的な教科書を同時に検索できる．多くのフル論文の閲覧も可
> - DynaMed：テーマごとにエビデンスが整理されている
> - Cochrane Library：メタアナリシス集．EBMの元となるエビデンスを検索できる

　PubMedは使い方も簡単で最新の論文が検索できますが，最新の論文から並ぶのでどの論文が重要なのかわかりにくいかもしれません．膨大な論文が重要度に関係なく検索できるので，気を付けないと自分の考えに沿った論文を探して常識から外れた結論を導く可能性もあります．Google Scholarは引用の多い論文が検索結果に反映されるので，重要な論文が探しやすいという利点があります．NEJMのCPC（臨床病理カンファレンス）をGoogle Scholarで調べれば医学生でも謎とき担当のコメンテーターと同様の診断率が達成できるとも言われ，米国では使用頻度が高いようです．UpToDateは一般的な常識がまとまっており，とても便利です．残念ながら検索できる内容はPubMedなどと比べると限られており，また筆者の診療背景に基づいた意見が述べられているので，患者背景や制度の違う状況では実際の引用論文を必ず確認しなければいけません．Clinical Keyは多くのジャーナルのフル論文と各分野の代表的な教科書内の検索が同時にできます．図書館などへのアクセスがない場合には，最も強力な情報源となるかもしれません．何といっても代表的な教科書を実際の患者さんに関連するところだけでも読むことは，病態生理や考え方なども含めて応用できる知識がつく最も古典的な勉強法です．DynaMedは論文の背景などもある程度考慮し，単なる

エビデンスの羅列でないEBMを提供してくれます．多くの論文を解説するため量が多くしっかりと時間をかけて理解するときに便利です．**Cochrane Library**はメタアナリシスですが，論文化されていないネガティブスタディも含めてくれていることもあります．しかし，メタアナリシスの宿命であるスタディデザインは似ていても対象患者に重要な差のある論文をまとめてしまう危険もあります．どのツールも利点と注意点があり，実際に使って慣れることにより，状況に応じて必要な情報

Column

メタアナリシス

個々のRCTで十分な統計的有意差が出ていないときに対象患者の一致するRCTを組み合わせて，まるで1つのRCTのように解析します．

A）のように小さなスタディで統計的有意差がなく，でも傾向として実薬の有効性が示されているような場合は，メタアナリシスで統計的な差が出ると信頼度が高いと感じられます．

しかし，B）のように全く逆の結果のスタディを組み合わせたような場合で，1つの大きな差の出たスタディに引っぱられて有意差が出るような場合や，C）のように1つの大きなスタディ（95％信頼区間が狭い人数の多い研究）のみが異なる結果で，特にaとb，cが異なる国のスタディであるときなどは判断が難しく，メタアナリシスをすること自体の意義を考慮すべきかもしれません．

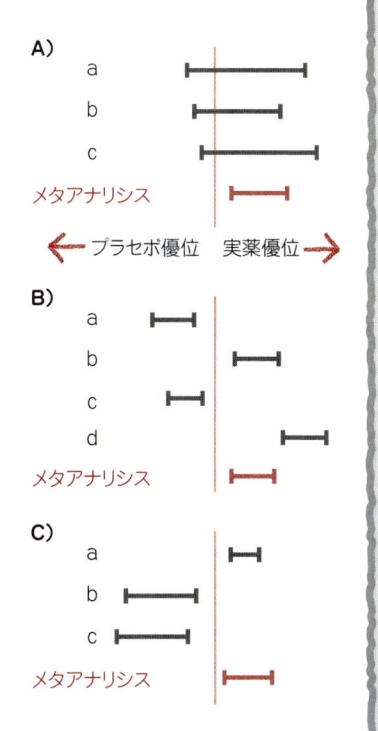

A)
- a
- b
- c
- メタアナリシス

← プラセボ優位　実薬優位 →

B)
- a
- b
- c
- d
- メタアナリシス

C)
- a
- b
- c
- メタアナリシス

RCT（ランダム化比較試験）

被験者をランダムに割り当てることにより均一な群を比較し，対象となる治療法の効果を直接判定する方法です．厳密に行うことが困難であったり，十分な数の患者を確保することが難しいなどの問題もありますが，信頼性の高い研究方法です．

に最短でたどり着けるようになると思います．まずは，**実際の臨床的な疑問が浮かんだら各ツールを使って検索してみてください．**

　ということで，そのときにある程度時間があって将来も大切なことを調べるなら Clinical Key，とにかく今すぐ治療の判断に必要なことを確認するには UpToDate，自分の関心のある分野で新しい論文を確認するには PubMed，最近勉強していない分野に関して重要な論文を探すなら Google Scholar（左上の検索期間を限定するオプションも試してみましょう），ジャーナルクラブや症例検討会でインパクトを与えたいなら Cochrane Library，EBM 関連の原稿を書くなら DynaMed，というのは単純化しすぎかもしれないので鵜呑みにはしないでください．まずは，自分で試して感覚をつかみましょう．適当な臨床的な疑問が思い浮かばなければ，僧帽弁の心内膜炎における経胸壁心エコーの感度（mitral AND endocarditis AND transthoracic AND sensitivity）などで各ツールを試してみてはどうでしょうか．

❸ EBM に振り回されないために

　ここでは，簡単に私が気を付けていることをいくつか羅列します．EBM という概念の普及に大きな功績のあるカナダの McMaster 大学では，どのように EBM をティーチングするかに関するセミナー（How to teach Evidence-based Clinical Practice）が毎年行われています．EBM に関してのセミナーではなく，それをどう教えていくかのワークショップのようなもので，各自が専門分野の論文を使ってティーチングを行い意見を出し合うというものです．私は Yale 大学で後期研修をしているときに Biostatistics コースを 2 週間とりましたが，その後フランスで医学生に EBM の講義ができるくらいの効果がありました．より効率的なティーチングを勉強したいと思って，帰国してすぐこのコースに参加させてもらいました．ここからは，そのときに作った教材の論文も含めて古典的な論文も，あくまで EBM に関して考えるという意味で紹

介します．アレルギー膠原病関連の論文を例として挙げますが，論文の内容よりもEBMとしての解釈が伝えたいことなので，そのつもりで読んでみてください．

1）Best EvidenceはGood Evidenceとは限らない

　すべてにおいて患者さん一人ひとりの個人差はありますが，比較的頻度の高い疾患，均一な病態の多い疾患ではEBMが実際の臨床に活用できることが多くなります．悪性腫瘍などが当てはまるかもしれません．しかし，稀な疾患になるとRCT（ランダム化比較試験）を行うことが難しく，RCTがあったとしてもとても患者さんの人数が少なかったり，罹病期間や合併症などの重要な因子がバラバラだったりします．ということで，RCTはBest Evidenceかもしれませんが，RCTが1つあるからといって，それが臨床的に重要なGood Evidenceとは限りません．

　例としては，ある関節炎にメトトレキサートの効果があるかどうか検証したRCTは1つしかなく，結果は有意差なしでした．しかし，関係者からの話ではメトトレキサートは有効と考えている医師が多かったので患者さんの組み入れに何年もかかり，わずか6カ月の観察期間にもかかわらず約40％の患者さんが脱落していました．また，対象となった患者さんも数関節のみの関節炎の軽い患者さんが多かったということです．

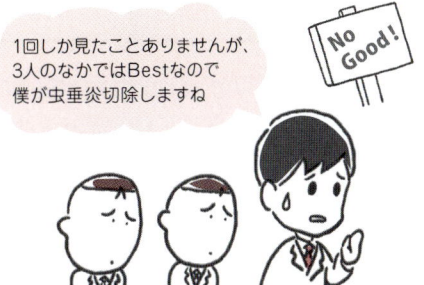

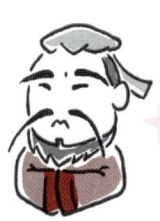

よって，実際に論文本体とは別に付いているsupplementary dataを見ると，実際の臨床で対面するような多関節炎の群では有効性があるように見えます[1]．これでは，確かにBest Evidence（唯一のRCT）かもしれませんが，広く患者さんに応用できるGood Evidenceではないかもしれません．

2）自分の患者さんに適応できるか

　先程の例にも含まれていますが，論文を読むときには研究の対象患者さんと自分の患者さんとの比較も大切です．同じ疾患名でも対象となっている患者さんの重症度，年齢，罹病期間，合併症の有無など，それぞれの状況で重要なものはMethodで確認が必要です．これはメタアナリシスやレビュー論文のみを読んでもわからない点です．

　最近の臨床試験はプラセボではなく，標準薬と新薬を比べる研究が多くなっています．すでに確立した治療があれば，それ以上の効果を必要とする（unmet need）場合に試験が行われるのですから，当然といえば当然です．このときに，対象群の成績があまりに悪い場合は，先生方の患者さんとは異なる，予後の悪い群を対象としているのかもしれません．その場合は，新薬の効果が統計的に有意でも，より予後の良い患者群では差はみられない可能性もあります．また，新薬の副作用が標準薬よりも強い，もしくは一般的に考慮すべき長期の治療期間での安全性が確立していないような薬剤では，既存の治療での治療効果が良好で新薬との差の少ない群の患者さんにおいては，わざわざ新しい薬剤を服用する必要はないとも考えられます．

　例えば，ループス腎炎などでは，初発か再発か，罹病期間，もともと腎予後の悪い黒人患者さんの率，治療前のクレアチニン値などが治療反応性に大きな影響があります[2]．欧米のスタディでは，稀な疾患に関しては数少ないセンターに集めて集約医療をしていることが多く，このような施設にはどうしても早期より罹患期間の長い患者さん，既に初期治療を受けてうまくいかなかった患者さんが多く集まってくる傾向があります．日本では臨床研究という面では不利ですが，データを取るよりも

個々の患者さんの利便性も考慮されて，ある程度経験がある施設を多くして広く治療が受けられるので，先生方も早期の患者さんの治療にあたる機会が多いかもしれません．そのため欧米のスタディが日本の臨床に当てはまるか，意識しなければなりません．患者さんが予後規定因子から治療に反応しやすいと判定されれば，より副作用の少ない治療の方が優先されます．論文を読むときには，**常に自分の患者さんに合う部分と合わない部分を意識**して，"使った（T），効いた（K），やったぁ（Y）"的なスポンサーのついた論文（"TKY論文"）に振り回されてないように気を付けてください．「昔は患者を治すと名医と言われたが，今は高い薬をたくさん処方すると名医と呼ばれる」というフレーズを聞いたことはありますか．初心を忘れずに真摯に取りくんでいきましょう．

3）比較対象が適切か

ある介入（薬剤や嗜好品など）の悪影響を研究する場合は，介入を受けていない群との比較がされます．有名な論文にコーヒーの消費量と膵臓癌に相関がみられたという論文があります[3]．ハーバード大学からの

最新3段論法

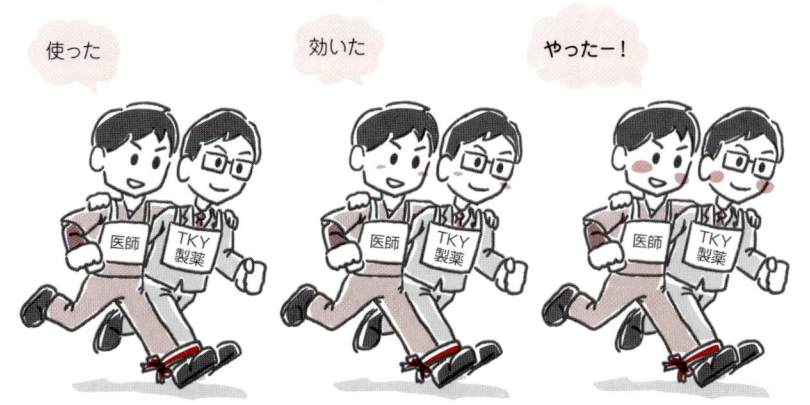

使った　　効いた　　やったー！

1．EBMは正しく活用しよう

NEJMへの論文ですから，当時は大きなニュースにもなりましたが，すぐに違う施設から関係が認められないという反論のレターが届いています[4]．結局のところ，もともとの論文ではコントロール群として比較された患者さんの多くが消化器内科の患者さんで，胃腸疾患の患者さんがコーヒーを控える傾向にあったので膵臓癌患者でコーヒーの消費量が多くなっていたと考えられています．一方，レターを書いた施設ではコントロールを乳癌と前立腺癌患者にしたので差が出なかったと考えられています．

このような例は，関節リウマチにおける生物学的製剤の使用と悪性リンパ腫などでも同じようなことが報告されています．Sjögren症候群，SLE（全身性エリテマトーデス）など多くの膠原病では，悪性リンパ腫のリスクが疾患自体との関連で高くなることは知られており，関節リウマチも例外ではありません．よって，生物学的製剤を使用している関節リウマチ患者と一般人口での悪性リンパ腫の発症率を比較すれば，当然生物学的製剤を使用した患者さんの方が高くなります．それだけでなく，関節リウマチの活動性が高ければ高いほど悪性リンパ腫のリスクが上がることも報告されているので，結局は同様の活動性の患者さんで生物学的製剤を使用した場合としなかった場合ではリスクは有意には変わらないとも報告されています．

まずは，**コントロールとされている比較対象群が適切かどうか**を気を付けてみてみましょう．関節リウマチ患者さんでメトトレキサートによ

先生、朝運動すると夜運動するよりも太りやすいことがわかりました

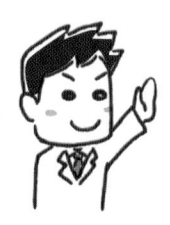

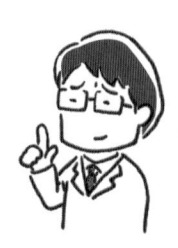

関取とプロ野球選手を比較しちゃダメですよ

る薬剤性肺炎を発症した群としなかった群を比較したところ，糖尿病の人の方が多いという研究がありました．しかし，メトトレキサートによる肺炎を発症しなかった群を見たら糖尿病の罹患率が2％でした．結局は重い副作用が出た群ではしっかりと病歴をとっていて，ステロイドで治療する前に検査もしているので糖尿病の率が一般的な8％で，コントロールは入院もしていない軽い患者さんだったので診療録記載が不十分だったため，糖尿病の率が低く見積もられていたようです．

4）比較対象の介入（診断手順や治療）が，適切か

　統計的に有意差が出たといっても，**比べている介入が現在のスタンダードに合っていなければ有用な新しい情報とは言えない**ことがあります．既に，確立した治療法があって80％の有効性があるのに，プラセボや効果の劣る時代遅れの治療法と比較して有意差があっても臨床的意義は大きくありません．また，一般的な治療薬と比較されていても治療用量が異なる場合や，同じ薬剤で同じ用量でも投与方法の確認が必要です．

　研究にはその前提となるClinical Questionがあります．それが，**論文を読む理由となった臨床状況における，unmet need（改善が必要な点）を対象にしているかが重要です**．例えば，早期関節リウマチは通常の治療が行えればあまり問題にならない時代になってきています．しかし，近い将来に妊娠の可能性がある患者さん，合併症があり一般的な治療が行えない患者さんなどの特別な状況では，十分有効な治療が確立していない（unmet need）とすると，そのような対象患者における研究結果はアウトカムが一般的な患者さん程よくなくても貴重かもしれません．

　それでは，比較対象が重要だった論文をみてみましょう．米国内科学会雑誌（Annals of Internal Medicine）に膝変形性関節症における鍼治療の有効性に関するスタディが載っています[5]．これは，ドイツで患者さんに人気のある鍼治療を保険収載すべきかを決めるためにされた研究です．1,000人以上の患者さんと少なくとも2年以上の鍼治療の経験の

ある治療者320人が参加しています．これだけでも本気度を感じていただけるのではないでしょうか．一般的な理学療法や抗炎症薬の頓服に加えて，10回のプロによる鍼治療ありと鍼治療なしの受診を比較しています．オプションとして患者さんが有効と認めた場合，5回の鍼治療もしくは鍼治療なしの受診が追加できる無作為二重盲検試験です．結果は皆さんの予想通り，鍼治療を受けた患者さんの方が53％の改善，鍼治療なしが29％で統計的有意差をもって有効性が認められました．

　それでは，ドイツでは鍼治療が保険収載されたかというと，実はされませんでした．理由は簡単で比較対象が適切ではなかったからです．実はこの研究にはもう一つのアームとしてSham鍼（偽鍼）治療がありました．これは，全く鍼治療の穿刺部位とは関係ないところに，理論的にも効果が出ないように非常に浅く鍼を刺すだけの治療をするもの（つまりプラセボ）でしたが，実は有効性が51％でプロによる鍼治療の53％と差がありませんでした．ドイツ政府のClinical Questionは鍼を刺すことで患者さんの自覚症状が改善するかではなく，鍼治療に税金を投入する価値があるかでした．もちろんこれは，日本で行われている鍼治療を否定するものでも西洋医学偏重を支持するものでもありませんが，Clinical Questionを明確にすることの重要性と比較対象の選択の重要性を示した一例かもしれません．

5）統計的な結論が妥当か

　これはあまり問題になることはありませんが，一応念頭に置いておいた方がいいと思います．**ランダム化比較試験（RCT）といっても，落とし穴がたくさんあります**．例えば，ランダム化を毎日来院した患者さんの奇数番目を実薬，偶数番目をプラセボにした場合は，逆にした場合よりも有効性があるという結果が得られやすい，と言われています．というのは，朝一番に来る患者さんは健康に気を使うようなまじめな人が多く，治療効果が得られやすい，もしくは服薬率がいいと考えられるからです．

　この服薬率というのも大切で，点滴の薬と内服薬の比較試験ではどう

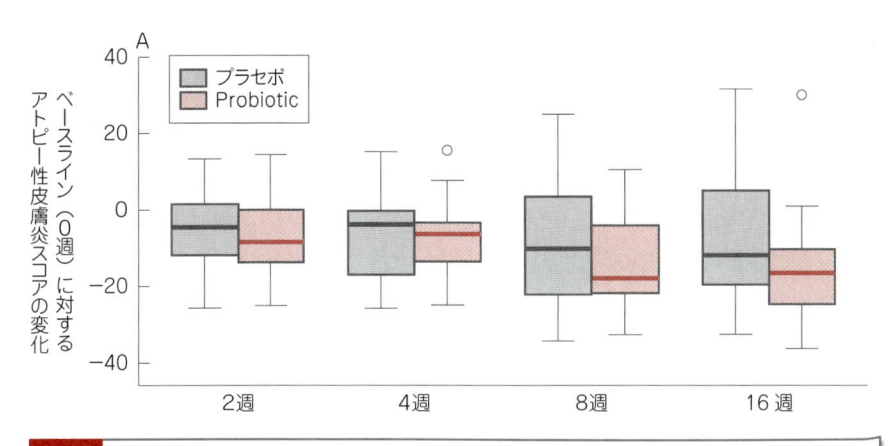

図1 アトピー性皮膚炎に対するProbioticsの効果

文献6より引用

しても内服薬が有効性では不利になり，有害事象では有利になります．飲まなかった薬は効果も出ませんが，副作用も出ないという当たり前の結果です．ある内服薬の試験で，統計的な有意差をもって有効性を証明できませんでした．しかし，残薬の記録があったので，実薬群のなかでちゃんと実薬を服薬した人だけを抽出してプラセボ群と比較したら，有効性が証明されたそうです．なのでその論文を投稿したら，Reviewerからプラセボ群もちゃんと服用した人だけにして統計処理をし直すように指摘されて，結局は差が出なかったという有名な話があります．

統計的な問題が指摘できる例として，アトピー性皮膚炎に対するProbioticsの効果を調べた研究[6]をみてみましょう．この研究では，アトピー性皮膚炎のお子さんをランダム化してProbiotics群とプラセボ群に分けて16週間での効果判定を行っています（図1）．結論としては，16週の時点で投与前と比較してProbiotics群では統計的に有意差をもってアトピー性皮膚炎のスコアの改善が認められましたが，プラセボ群では投与前と16週で改善が認められなかったのでProbioticsはアトピー性皮膚炎に有効とされています．

何かおかしいことに気付きましたか？ わからなかった先生は，もう一度戻って読み直してみてください．ランダム化は何のために行うかと

いうと，比較する2群におけるバイアスをなくすためですが，この試験ではせっかくランダム化した2群を比べるのではなく，それぞれの群の投与前と投与後を比較しています．これは，RCTではなくてプラセボとProbioticsの前向き試験を別々に行ったのと何ら変わりありません．実際に，投与後16週のアトピー性皮膚炎のスコアはプラセボ群とProbiotics群で差がありません．

みなさんも10年ぐらいするとわかりますが，論文の査読や学会の座長というのはボランティア精神のうえに成り立つ制度で，時と場合によってはそれどころではない人にあたってしまうこともあります．論文のReviewerから辛辣な評価と指摘が送られてきたときには心から感謝しましょう．

6) プライマリーアウトカムの設定が妥当か

骨粗鬆症の薬剤も種類が多くなるにつれて，薬剤ごとの特徴を把握して個々の患者さんに最善のものを選択する必要性が増しています．それでは，2つ論文をみてみましょう．最初の論文[7]では，A薬とR薬を服用した患者さん3万人以上の診療録の記録からR薬群の方が骨折が少なかったことがわかりました．A薬もR薬も週1回の錠剤で服薬率に差はないようです．それでは，もう1つの論文ですが[8]，同じA薬とR薬を

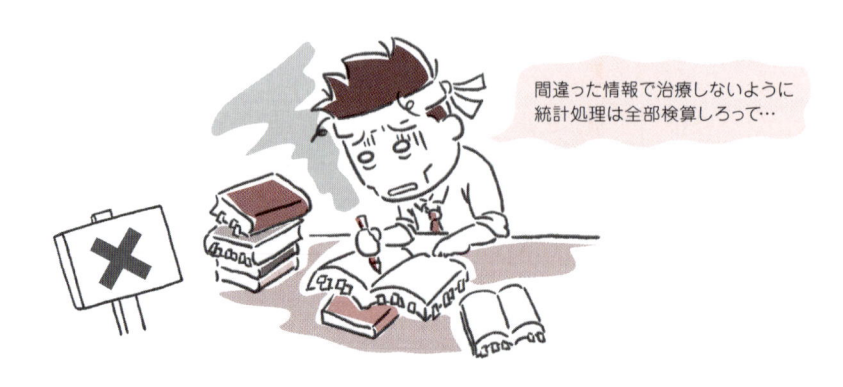

それぞれ500人ランダム化して割り振り比較したところ，骨密度も骨代謝マーカーも有意にA薬の方が改善されました．

少し話はずれますが，医学雑誌にはインパクトファクターというのがありますね．これは，その雑誌に載った論文がどれぐらい他の論文で引用されるかを計算して，大まかな雑誌の信頼度の指標として発表されています．インパクトファクターの低い学会誌などでは，学会員に「論文を書くときにはその学会誌の論文を引用してはどうですか」メールを送ってリマインドしてくれるところもあります．臨床医学専門雑誌ではNEJMが常にトップです．

さて，先ほどの論文の話に戻ります．最初の論文[7]は被験者数は多いですが，後ろ向き研究でランダム化していないので，胃腸の副作用頻度が少し低めのR薬の方が軽い患者さんには処方され，本当にリスクの高い患者さんにはA薬が処方された可能性が否定できません．というのは，この論文[7]の2年前には2つ目に取り上げた論文[8]で，A薬の方がRCTで骨密度改善効果が高いことが示されているからです．ということで，1つ目の論文の方が被験者数は10倍も多い研究であるにもかかわらず，掲載雑誌のインパクトファクターは2つ目の論文の方がはるかに高いものでした．

それでは，ここでプライマリーアウトカムの設定の違いを考えてみましょう．1つ目の論文は骨折率ですが，2つ目のRCTは骨密度と骨代謝マーカーです．もちろん，骨密度が低い方が骨折のリスクが高くなることは理論上も合いますし，この種の薬剤の効果は骨代謝マーカーである程度予測できます．しかし，私たちが薬を処方する理由は**臨床的なアウトカムをよくするためで，検査値をよくするためではありません**．骨密度も無理に薬剤で改善したものが必ずしも臨床的な改善につながるとは限りません．これはコレステロールでも血圧でも同様ですね．実際に，骨密度に関してはフッ素の投与で35％も骨密度は上昇しますが，骨折も増加するという有名な論文があります[9]．硬くてももろければ折れるようです．2つ目の論文[8]では，RCTで1,000人の患者さんをリクルートするために組み込み基準を低くしました．そのため軽い患者さんが多く，結局は両群ともに0.5％程度でしか骨折は起きなかったので，臨床

的なアウトカムである骨折率の改善に関しては評価できていません．ということで，被験者は多いに越したことはありませんが，**スタディの大きさを規定するのは組み込み患者数ではなく，臨床的に重要な事象が起きた数**（例，骨折数）とも言えます．

ということで，スタディのデザイン，大きさ，何を評価しているか，そしてそれが先生方が患者さんに接するときに重要な判断基準になるものなのか，これらをよく考えて論文を読むと患者さんにもわかりやすい説明になるのかもしれません．

7）スタディのサイズは適切か

繰り返しになりますが，論文を読むときにはサイズにも注意します．研究をデザインするときには，これまでの他の薬剤での研究から予測して，今回の研究では**これぐらいの差が出るだろうというのを仮定して，それで統計差が出るように被験者の人数を決めます**．例えば，コントロールと比べて50％も改善が期待できる薬剤なら被験者は数十人で十分ですが，5％なら何百人でもやっとかもしれません．でも，実際にはどのくらい差が出るかはやってみなければわからないのですから，スポンサーの懐事情などで結果が変わってしまいます．

例えば，米国ではSLE（全身性エリテマトーデス）という膠原病には何十年も新薬が承認されていませんでしたが，2011年にベリムマブという生物学的製剤が認可されました．実はその数年前にも他の生物学的製剤の治験がされていました．実際の成績は数字だけで比べるとベリムマブよりもよかったのですが，被験者数が数分の1だったので，統計的な有意差が出ていませんでした．しかし，**世界中の専門医は有意差の出なかった薬剤も症例を選んで選択しています**．統計差が出るか出ないかは，エンドポイントの設定の巧みさや，どこまで製薬会社がつぎ込んだか，という実際の患者さんには関係ない要素も入ってしまいます．もちろん，被験者を増やしても統計差が出ない可能性もありますので，ちゃんと有意差の出ている試験があるに越したことはありません．

それでは有名な論文ですが，TNF阻害薬という年間医薬品費が100万

円以上かかる薬剤のリウマチ性多発筋痛症（PMR）におけるステロイドへの追加治療の有効性をみた論文[10]があります．結果は有意差なしですが，実はこのスタディはたった50人余りでされており，少なくとも30％以上の差がないと統計的に有意にならないようにデザインされています．高齢者では副作用も少なくなく大変高価でもある薬剤を，決して放っておいていい疾患ではありませんが生命予後には直接影響しないPMRに使うなら，最低でもこれぐらいの差はないと，という良心も垣間見れます．

8）信頼できる論文か

　データ改ざんの問題が多く取り上げられる時代になっています．LancetやNEJMなどの論文の信頼度は高いと思われるでしょうが，これまで紹介してきたなかにもNEJMの論文の結論が結局は一般的には受け入れられなかった例がいくつか出てきましたね．私が大学4年時にNEJMを購読し始めてからでもRetraction（論文が不適切だったことを認めて撤回されること）された論文はいくつもありますし，Retractionまで行かなくても結局はその後に否定されたものはたくさんあります．TNF阻害薬が喘息に効果があるという論文，全身性硬化症の患者さんでは線維化に

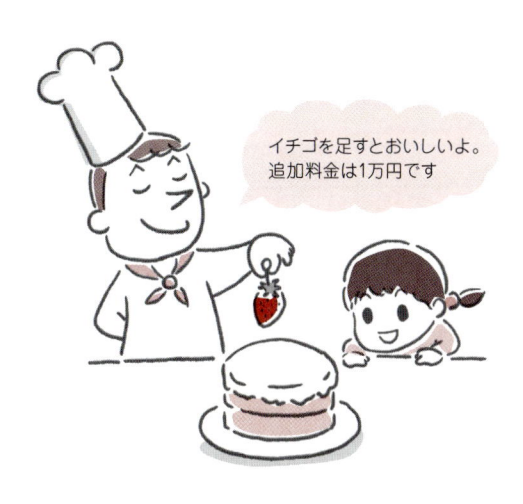

> イチゴを足すとおいしいよ。
> 追加料金は1万円です

関連する血小板由来成長因子受容体に対する抗体（抗PDGFR抗体）が存在するという論文，全身性硬化症の間質性肺炎にシクロホスファミドを1年投与すると長期的に効果が認められるという論文などなどです．あまり懐疑的になると有用な知見を無駄にすることになるのでよくないのですが，**少しいきなり感のある論文ではその後の追試にも気を付けていくことも必要**です．また雑誌の権威，研究の行われた施設，国などにもある程度の配慮をするのがいいと考えています．

　研究の行われた手法ももちろん重要です．**メタアナリシスは，有用な分野とそうでない分野があります**．同じ診断名でも実際の臨床所見に大きなばらつきのあるような疾患では，メタアナリシスで全く異なる論文を合わせても意味がないことがあります．一般的に軽い患者さんに使われることの多い薬と重い患者さんに使われることの多い薬のRCTをそれぞれメタアナリシスして，「軽い患者さんによく使われる薬の方がアウトカムがよい」というような著者自身も結論に納得していないような論文を，製薬会社の社員との共著で発表するような先生もいます．

　RCTはとてもよい手法ですが，**RCTでなければ意味がないというのも臨床医学的ではありません**．確かに，それまでObservationalスタディを基に有効と思っていた治療が，RCTをして初めて実は有害であったことがわかる場合もあります（心不全に対する強心薬，不整脈に対す

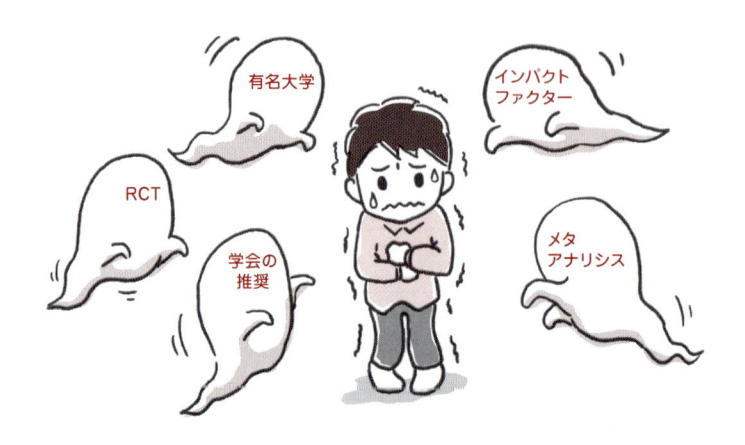

52　研修医になったら必ず読んでください．

る薬剤，動脈硬化疾患に対するホルモン療法などなど）．しかし，そのような例をかざしてRCT絶対主義に走るのも極端です．これを皮肉ったものに，高所からの自由落下におけるパラシュートの有効性に関するRCTとメタアナリシスに関する論文[11]があります．是非原文を読んでもらいたいのですが，簡単にまとめるとこの論文では，①パラシュートは広く使われてはいるが，②10,000メートル上空からパラシュートを使わずに落下しても生存した例の報告があり，③パラシュートによる有害事象も多々報告されている．④これまでのパラシュートの有効性は健常な被験者が選択されたバイアスが絡んでいる可能性があり，⑤有効性を証明するにはRCTの解析が必要であると考えて研究を行った．残念ながら，現存する広汎な検索ツールを使用したがRCT論文は存在せず，最新の統計ソフトと緻密な解析方法を選択したがメタアナリシスは不可能であった．よって，⑥すべての介入手段（この場合パラシュートの使用）はRCTにより実証されなければ有害である可能性があるので，正当化されないという考えの人は自由落下での着地をすべき，と結論付けています．

4　EBMは治療法の選択のためだけではない

　さて，せっかくEBMを勉強して，NEJMを毎週読んで，The Journal Watchで広く見識を蓄えて，Google Scholarで検索して，PubMedで最新の論文も拾って，UpToDateで確認して最善の治療法の選択肢が揃ったら，患者さんによくなってもらいたいですよね．**医師の喜びは患者さんの幸福から，医師のストレスは患者さんの不幸から派生**することが多いようですから，これは患者さんのためだけでなく先生方のためでもあります．

　主観的プラセボ効果と客観的プラセボ効果について考えてみましょう．喘息患者で，気管支拡張薬（サルブタモール）の吸入，プラセボの吸入，Sham鍼治療，治療介入なしの4群を比べた研究[12]があります．結果は

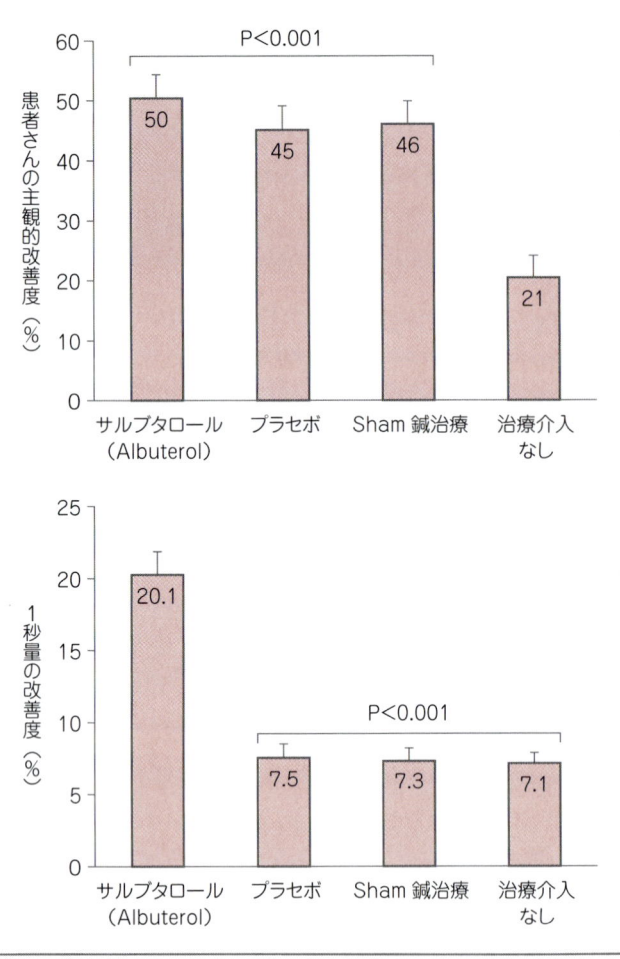

図2 喘息に対する気管支拡張薬のプラセボ効果

文献12より引用

　図2の通りで，患者さんの主観的改善度には気管支拡張薬，プラセボ，Sham鍼が同等に有効でした．しかし，客観的な改善の指標である1秒量は気管支拡張薬のみが有効で，プラセボ，Sham鍼治療，介入なしで差がありません．

　これは，皆さんの目指すプラセボ効果ではないですね．患者さんがよくなったと思い込むだけで，気付いたら重積発作というのでは意味があ

りません．皆さんが目指すプラセボ効果は客観的指標へのプラセボ効果で，厳密にはプラセボ効果ではありません．患者さんが理解できるように治療方針とその理由について説明して，患者さん自身が最善の治療を選択し，納得して治療を受け，素直に治りたいと思って服薬するように状況を整えることです．これなら服薬率も上がりますし，不安がないので安心してよく眠れて寝不足にもなりません．本当に効果が出ると期待しているので無理をしないように気を付け，また副作用の出やすくなるような健康食品や民間療法も併用されません．**医師としての効果はプラセボ効果だけで治すようなまやかしではなく，実薬にプラスする安心納得効果です**．やはりそれには，患者さんにもわかりやすく説明できるEBMの知識が必須です．

自分1人でエビデンスを収集してEBMに則った診療方針を組み立てるのは無謀です．まずは一般的な常識，世界的に行われているmain stream approachをその根拠も含めて理解しましょう．そのうえで新しい質の高い自分の患者さんに合ったエビデンスを組み込んでいく習慣をつければ，誰にもわかりやすく説明のできる最新の治療が行えるはずです．

研修医チェックリスト

- ✓ 定期的に重要なジャーナルの論文を読んで医学的常識を身に付けよう
- ✓ 医学情報の検索ツールは，特徴を把握して使い分けよう
- ✓ ランダム化比較試験（RCT）が絶対ではない
- ✓ 研究結果を解釈するには，被験者情報，介入方法，比較対象，アウトカムの設定など，背景をきっちりと確認しよう
- ✓ スタディが，自分の臨床的状況に合っているか，検討しよう

◆ 参考文献

1) Kingsley GH, et al : A randomized placebo-controlled trial of methotrexate in psoriatic arthritis. Rheumatology, 51 : 1368-1377, 2012
2) Dall'Era M, et al : Identification of biomarkers that predict response to treatment of lupus

nephritis with mycophenolate mofetil or pulse cyclophosphamide. Arthritis Care Res. 63 : 351-357, 2011

3） MacMahon B, et al : Coffee and cancer of the pancreas. N Engl J Med, 304 : 630-633, 1981

4） Goldstein HR : No association found between coffee and cancer of the pancreas. N Engl J Med, 306 : 997, 1982

5） Scharf HP, et al : Acupuncture and knee osteoarthritis: a three-armed randomized trial. Ann Intern Med, 145 : 12-20, 2006

6） Weston S, et al : Effects of probiotics on atopic dermatitis: a randomised controlled trial. Arch Dis Child, 90 : 892-897, 2005

7） Silverman SL, et al : Effectiveness of bisphosphonates on nonvertebral and hip fractures in the first year of therapy: the risedronate and alendronate (REAL) cohort study. Osteoporos Int, 18 : 25-34, 2007

8） Rosen CJ, et al : Treatment with once-weekly alendronate 70 mg compared with once-weekly risedronate 35 mg in women with postmenopausal osteoporosis: a randomized double-blind study. J Bone Miner Res, 20 : 141-151, 2005

9） Riggs BL, et al : Effect of fluoride treatment on the fracture rate in postmenopausal women with osteoporosis. N Engl J Med, 322 : 802-809, 1990

10） Salvarani C, et al : Infliximab plus prednisone or placebo plus prednisone for the initial treatment of polymyalgia rheumatica: a randomized trial. Ann Intern Med, 146 : 631-639, 2007

11） Smith GC & Pell JP : Parachute use to prevent death and major trauma related to gravitational challenge: systematic review of randomised controlled trials. BMJ, 327 : 1459-1461, 2003

12） Wechsler ME, et al : Active albuterol or placebo, sham acupuncture, or no intervention in asthma. N Engl J Med, 365 : 119-126, 2011

第 2 章　研修医の臨床力を上げます

2 臨床的判断とは
最適な診断，最善の治療を行うために

岡田正人

1　臨床に100％はない！

　「血圧の薬は飲み始めたら一生になるからまだ待ちたい」，「ステロイドは知り合いが処方されて副作用で苦しんでいたので絶対に飲みたくない」，「アトピーは治療してもどうせ治らないなら薬は使いたくない」，「骨粗鬆症の薬って副作用はないんですね」，こんな話を患者さんがされると顔には出さないまでもムッとしてしまうことがありました．これは日本人の方に多く，日本の文化的な要素もあるようで，アメリカで臨床をしていた7年間は，日本人の患者さんを診ることがなくほとんど経験しませんでした．パリで日本人の患者さんを診るようになって，いきなりこのように話された場合の対応に慣れていなかったからだと思います．しかし，このような会話は決してムッとするようなものではなく，医師免許を持っていない患者さんが臨床的判断を完全には理解していないことがあっても当たり前です．

　私たち医師が患者さんに検査や治療を勧めるときは，**リスク・ベネフィットを考慮して利益が不利益を上回ると考えられるときです**．もちろん，差がそれほどでもない場合，緊急を要しない場合などで選択肢が増え，正解が一つとは限りませんから患者さんとの相談は必要ですが，

やはり医学的に勧められる選択肢が限られていることの方が多いと思います．問題は**多くの医療行為に重大な副作用のリスクがあり，それがいくら低率であっても起こってしまえば患者さん一人ひとりにとっては100％ということです．**

　造影剤での重篤な過敏反応の確率が6,000分の1としても，起こってしまえば患者さんにとっては6,000分の1の重篤な反応ではなく100％の重篤さです．例えば，あるウイルスにかかると後遺症を残す重篤な脳炎を発症するリスクが5,000分の1だとして，生ワクチンの接種ではウイルスにかかって脳炎を発症するリスクが500万分の1だとします．ワクチンを打たなくてもウイルスにかかるリスクが1,000分の1以下なら打たない方がいいですが，打たなければ10人に一人は感染するとすれば打てばリスクが100分の1に減ります（1/5,000×1/10＝1/5万のリスクが1/500万に減る）．でも，親御さんとしては自分の決断で接種をして，何かあったらとても後悔するという懸念があります．そして，実は打たないという選択肢も親御さんの決断だということは十分に親御さん自身理解していないことがあります．何もしないことも，それはそれで決断だということをわかっていただけるように，私は以下のような橋の話をすることがあります．

患者さんへのリスクの説明例

　いずれにせよ渡らないといけない川があるとして，そこに橋が2本架かっています．このまま進むと5,000分の1の確率でその橋は渡っているときに落ちます．でも，道を変えてもう一つ500万分の1の橋を渡ることも可能です．どちらにしても100％落ちない橋は世の中に存在しませんので選ばないといけません．もちろん自然に任せて5,000分の1の橋を渡るというのも選択肢にはなると思いますが，私なら落ちる確率の低い方の橋を渡りますのでお勧めするのですが，どうですか．でもやっぱり悩みますよね．

　臨床に100％はありません．でも**あらゆる知識と経験を使って，できるだけ確率を上げるために私たちは常に勉強します．**しかし，私たちが得られる知識や情報に，副作用の過小評価や報告漏れなどのバイアスがかかることも確かですし，医学は常に進歩します．よって，川がまだ遠

い場合に取り消しのできない選択を迫るべきではありません．しかし，タイミングを逃して危険な橋を渡らせてしまうことも避けないといけません．医師として，最善のリスク・ベネフィットの提示ができるように常に精進し，臨床的判断を心がけたいと思います．

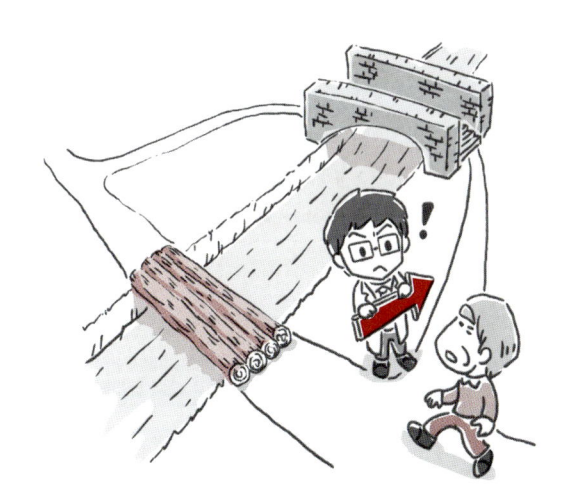

Column

患者さんへの説明

　患者さんへの説明は，結論ありきではありません．同じ内容でも，どう理解してもらうか，それ以上にどうやってちゃんと聞いてもらうかが重要です．
　PNPという定石があります．まずは以下２つの例をみてください．

- 「昨日のプレゼンはもっと簡潔に，単に情報を詰め込むんじゃなくて重要なことを強調して，どうでもいいことはまとめて飛ばさないとわかりにくいよ，教科書通りにだらだらやっても伝わらないよ．頑張っているのはわかるんだけど，次はまあ期待してるから．」

2. 臨床的判断とは　　59

- 「先生頑張ってるね．昨日のプレゼンもとてもよく整理されていて，あれだけちゃんと病歴を取るのも大変だったでしょう．僕の印象だから他の先生はまた違うかもしれないけど，もう少しだけ要点を絞って重要なところを最初に強調して，陰性所見はまとめた方が聞いている人はわかりやすいかもしれないね．先生は優秀だから次のプレゼンも期待してるよ．」

どうですか，読んでおわかりのように両方とも言っていることは同じですが，先生方ならどちらが自分の耳に入りやすいですか．これが PNP（Positive-Negative-Positive）です．まずは，良いことを言います．そして，注意点や説明が必要な否定的なことを言います，でも必ず最後は肯定的な話で終わります．

それでは，これを患者さんへの説明にも応用してみましょう．

骨粗鬆症の例です．

Dr：「骨粗鬆症ですが，早く見つかってよかったですね」

Pt：「お薬を飲むのですか．副作用はないのでしょうか」

Dr：「残念ながら副作用のないお薬はありません．顎骨壊死といって，抜歯をするときには特に気を付けないと，歯の抜けたところが大きな傷になって治りが悪いことがあります．あと，とても稀ですが大腿骨が普通と違う折れ方をすることもあります．でも，このままでは，このFRAX[※1]で計算するとこれからの10年間で骨折が起こる確率は20％もあります」

Pt：「薬を飲めば骨折しないのですね」

Dr：「しっかりお薬を服用していただければ，骨折する危険は半分以下になります．今だと，5人に1人ですが，10人に1人以下になる確率です．お薬も今は月に1回だけ服用すればいいので，胃腸の副作用などもほとんどなくなりました．あとは，ビタミン剤ぐらいです．半年後にはもう一度骨密度の検査[※2]をして，効果を確かめませんか」

Pt：「月に1回なら大丈夫そうですね」

[※1] FRAX：骨粗鬆症による骨折のリスクを評価する目安．各国ごとに遺伝的，社会的なリスクが異なるので，それぞれの国ごとの計算ができるようになっています（日本は http://www.shef.ac.uk/FRAX/tool.jsp?lang=jp）．骨粗鬆症の定義は，骨密度が低いことではなく，骨強度が低下し骨折しやすい状態ですので，骨密度以外にも重要な年齢，骨折の既往，家族歴などを入力して計算します．

[※2] 骨密度検査：純粋に医科学的には2年に1回測定すればいいとも言われていますが，被曝量も胸部単純X線よりも少なく日本は費用も安いので，患者さんの達成感とやる気を向上させるために，もう少し頻繁に測定する方法もあります．骨粗鬆症の薬は患者さんが自分でモニタリングできるような，血圧，血糖，痛みのような指標がないので，アドヒアランスが低くなりがちです．骨密度が改善していることを示すことで，改善が期待できます．80％以上の服用率でやっと骨折予防効果があると言われており，出したのに飲まなかった患者さんが悪いでは医師としての達成感がありません．

❷ 診断のパターン

　限られた外来時間のなかで効率よく診断をつけるには，**まずは診断をつける習慣をつける**ことです．残念ながら，特に病院で治療する必要はなく自然に治るような症状で来院する患者さんの多い外来をしていると，診断に特に根拠がなくても症状に合わせた治療でよくなってしまうことが多いので，治した気になってしまうことがあります．

　しかし，腹痛のなかには虫垂炎のこともあったり，咳嗽の患者さんのなかには気胸のこともあるなど，ある一定の確率で重篤な結果につながる患者さんが混じっています．「腹痛の期間を聞いたら3日で，食欲を聞いたら落ちていたので虫垂炎を疑った」とか，「軽い咳嗽でも，労作時息切れを聞いたらあったので気胸の診断がついた」とか，診断をつける習慣さえついていればヒントはいろいろなところに転がっています．しかし，軽い腹痛で下痢もしているからウイルス感染だろうとか，軽い咳で聴診も問題なく熱もないので風邪の始まりでしょう，というような都合のよい所見の羅列と思い込みで治療をするのは，長い目で見ると大変危険です．正しい診断には，**常に自分の考える診断に合う所見を探すためと，見逃してはいけない疾患を除外するための病歴聴取と身体診察を並列して行うことが必要です**（図1）．

　それでは，皆さんが診断をするときに，無意識だとしても使っている3つの方法を考えてみましょう．

1）パターン認識

　蝶形紅斑があればSLE（全身性エリテマトーデス），鞍鼻があれば多発血管炎性肉芽腫症（ウェゲナー肉芽腫症）のようなパターン認識は，最も早く診断をつける方法で，ルーチンの診察時に気付ける特異度の高い所見によるものです．一方，いくら特異度がある程度高いといっても，マイコプラズマでの水疱性鼓膜炎などは，欧米と違い日本では先に診断を疑わないと見ない所見なので，厳密にはパターン認識ではありません．

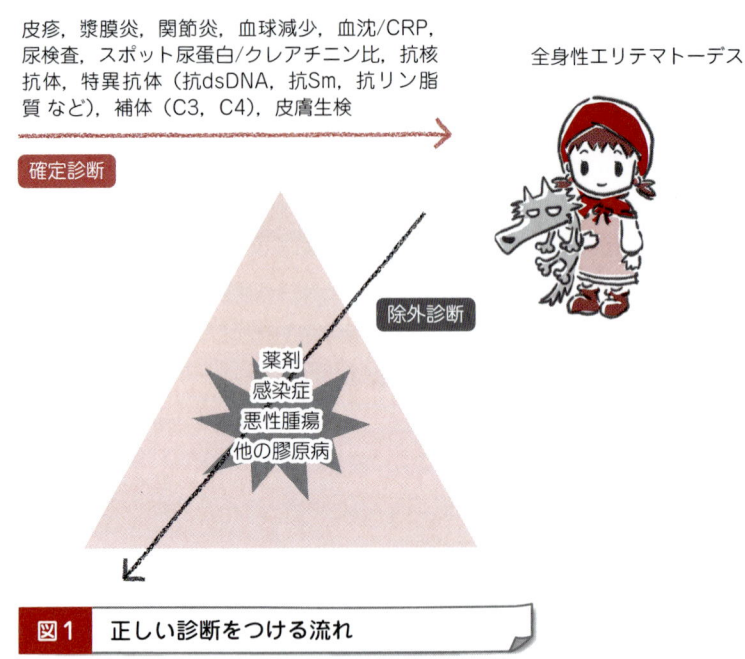

皮疹，漿膜炎，関節炎，血球減少，血沈/CRP，
尿検査，スポット尿蛋白/クレアチニン比，抗核
抗体，特異抗体（抗dsDNA，抗Sm，抗リン脂
質 など），補体（C3，C4），皮膚生検

全身性エリテマトーデス

確定診断

除外診断

薬剤
感染症
悪性腫瘍
他の膠原病

図1　正しい診断をつける流れ
確定診断のための陽性所見と除外診断のための陰性所見の検索で診断をはさみうちにする

　もちろん，蝶形紅斑は丹毒でも皮膚筋炎でも見られますし，鞍鼻だって再発性多発軟骨炎でも起こりますから100％ではありませんが，そこから診断を強く疑って確定診断にもっていく大きな手がかりになります．

　アトラスなどを眺めるのも方法ですが，**とにかく患者さんをたくさん診ることがパターン認識力の強化には有効です**．自分の患者さんでパターン認識につながるような身体所見があれば，患者さんに了解をもらって同僚にもまずは答えを教えずに所見を見せてあげましょう．先生方から始めればみんなの習慣になって，自分の患者さんだけでなく多くの患者さんから学べます．「SLEの患者さんのlivedo疹だけど見る？」というように答えを先に聞いてしまうと，そこには思考が入らず記憶に残りにくいので，まずは「26歳の発熱で入院した患者さんの皮疹なんだけど」というようにシェアするのが，欧米の研修医の間では習慣になっています．

2）Aphorism

　皆さんは，この言葉をご存知でしょうか．知らなかった先生方はおめでとうございます，今後も覚える必要はありません．日本語に訳すと"格言"という意味で，こういうのは興味を引くためのHeadlineですから言葉自体はどうでもいいですが，その内容が時には効果があるという事実は覚えておいても損はありません．

　さて，本題ですがAphorismは先人が考えてくれた定石のルールのようなものです．もちろん例外はあっても，理解しておくと役に立つことがあります．結局は，巨人の肩の上に立った方が楽というのは本当で，せっかく過去の尊敬すべき臨床医の知識を活かさない手はありません．

　Aphorismセットの例としては，発熱と関節炎に関するものが有名です．それでは，1つ試してみましょう．

> **症例**
>
> 10日前からの咽頭痛と発熱38℃を主訴に来院した50歳女性．1週間前に耳鼻科にて抗菌薬の処方を受け3日間服用し，咽頭痛は軽快したが薬疹と思われる皮疹が大腿部と体幹に出現したため抗菌薬中止．発熱は抗菌薬服用中も改善なく，ここ数日は40℃を超えるようになった．アレルギーによる発熱と考えられ，2日間様子をみたが手首と膝関節に関節炎が起こったため来院．血液検査で白血球22,000/μL，CRP 12.2 mg/dL．

　どうですか？発熱を伴う関節炎における注目すべき点（Aphorism）は**表1**のとおりです．項目に当てはまるものは，①発熱の後に関節炎発症，②発熱40℃以上，③白血球数＞15,000/μLですので，共通するのは成人スチル病のみです．そう考えてみてみると発症前に咽頭痛というのは典型的な病歴で，薬疹と間違われるような皮疹も典型的な身体所見です．あとは，身体所見で肝脾腫はないか，血液検査で好中球の分画が増えているか，フェリチンは上昇しているか，肝酵素異常はないか，そして感染症や腫瘍を疑わせる所見の検索やルーチンの除外対策として培養検査，年齢相応の悪性腫瘍スクリーニングとなります．

　さて，臨床には「こういうときにはこう考える」とか「こういう場合

表1　発熱を伴う多関節炎の Aphorism

	注目すべき所見	鑑別診断
病歴	発熱の後に関節炎発症	ウイルス性関節炎，細菌性心内膜炎，反応性関節炎，成人スティル病
	発熱40℃以上	成人スティル病，細菌性感染性関節炎，SLE
	反復再発性	結晶誘発性関節炎（痛風，CPPD沈着症），炎症性腸疾患，成人スティル病，SLE，回帰性リウマチ，反応性関節炎
	遊走性/移動性関節炎	ウイルス性関節炎，SLE，リウマチ熱，淋菌性関節炎，白血病（IVL）
診察	対称性小関節炎	関節リウマチ，SLE，ウイルス性関節炎
	腱付着部炎（Enthesopathy）	脊椎関節炎（炎症性腸疾患，反応性関節炎，乾癬性関節炎，強直性脊椎炎）
	疼痛よりも関節液貯留が顕著	結核性関節炎，細菌性心内膜炎，炎症性腸疾患
検査	白血球増加（15,000/μL以上）	細菌性関節炎，細菌性心内膜炎，成人スティル病，血管炎，白血病
	白血球減少	SLE，ウイルス性関節炎
	血沈上昇，CRP正常	SLE，シェーグレン症候群，IgG$_4$関連疾患

Pinals RS : Polyarthritis and fever. N Engl J Med, 330 : 769-774, 1994 などを参考に作成

はこれに気を付ける」といった原則が多くあります．次はこの原則に関して考えてみましょう．一般的に勉強するときには理由付けをしたり，カテゴリー分けなどをした方が覚えやすく，実際に使える知識になりますね．ただ学ぶのではなく，**学んだ知識を自分で考えて整理していくことが重要です．**

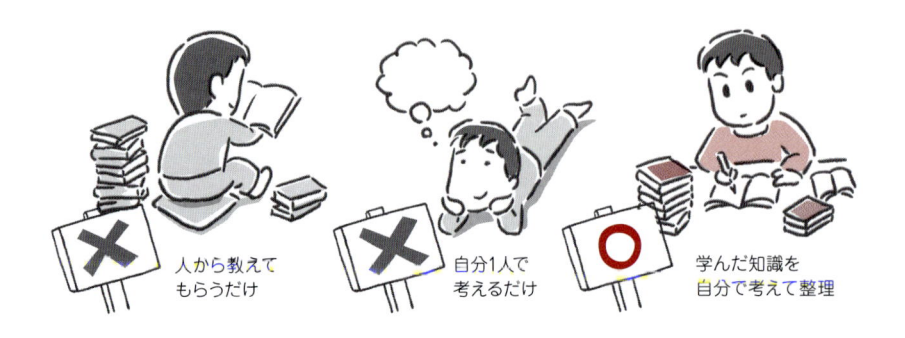

✗ 人から教えてもらうだけ

✗ 自分1人で考えるだけ

○ 学んだ知識を自分で考えて整理

表2　腰痛の Red Flag

- 50歳以上
- 発熱
- 外傷の既往
- 便秘
- 骨粗鬆症の既往
- 悪性腫瘍の既往
- 尿閉
- 最近の尿路感染症
- 腰痛部位皮膚の感染症
- 大腿上背部の感覚障害

　例えば，腰痛の Red Flag というのを思い出してみましょう．

　一例としては**表2**のリストでいいでしょうか．でも，これでは実際に患者さんが来たときには聞くのも大変ですね．ということで，**表3**のような覚え方をしているのではないでしょうか．

　また NSAID を投与するときに，潰瘍の既往があれば一部のPPIは予防投与が可能です．それ以外ではプロスタグランジン製剤などが使用できます．この予防投与が必要な場合についても同じようなことができますね（**表4**）．

　しかしこのような原則にも，例外があります．それでは，例外があれば使えないのでしょうか，それとも例外は稀なので無視してもいい頻度と考えるのでしょうか．

　またここで横道に逸れます．以下の小学生用のよくあるクイズで，右と左で関係あるものを結ぶというものだそうです．ちょっと考えてみましょう．小学校の先生になったつもりでお願いします．

食べ物クイズ

　　　緑の食べ物　●　　　● 体を元気にするもの

　　　黄色い食べ物　●　　　● 体を動かすもの

　　　赤い食べ物　●　　　● 体をつくるもの

表3	危ない腰痛

- 骨折の危険
  ・外傷の既往
  ・骨粗鬆症の既往
- 感染症
  ・発熱
  ・最近の尿路感染症
  ・腰痛部位皮膚の感染症
- 腫瘍
  ・50歳以上
  ・悪性腫瘍の既往
- 脊髄馬尾症候群
  ・尿閉
  ・便秘
  ・大腿上背部の感覚障害

表4	NSAID服用でPPIもしくはプロスタグランジン製剤の必要な人

- 胃潰瘍の既往
- ワルファリン
- 心臓病
- 老人
- ステロイド
- 慢性肺疾患
- 肝臓病
- 低用量アスピリン

↓

- 胃潰瘍になりやすい人
  ・胃潰瘍の既往
  ・ステロイドの併用
  ・65歳以上
- 出血しやすい人
  ・ワルファリン併用
  ・肝硬変
  ・低用量アスピリン併用
- 出血したときに重篤化しやすい人
  ・心臓病
  ・慢性肺疾患

では，答えを見てみましょう．

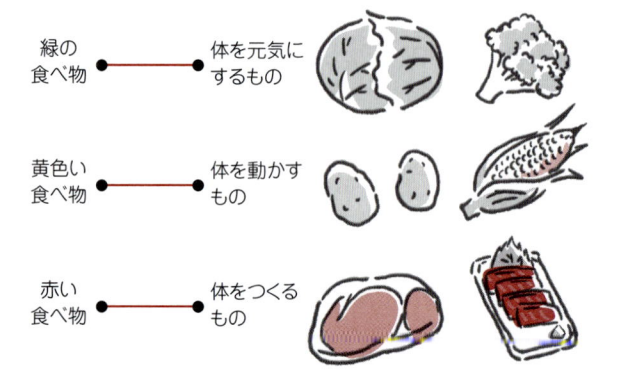

緑の食べ物 ●━━● 体を元気にするもの

黄色い食べ物 ●━━● 体を動かすもの

赤い食べ物 ●━━● 体をつくるもの

研修医になったら必ず読んでください．

そうですね．キャベツやブロッコリーなどの緑の食べ物の代表は野菜で，ビタミンがたくさん含まれているので体を元気にします．じゃがいもやとうもろこしなどの黄色い食べ物は炭水化物ですね．ということで代謝されて糖分になり，エネルギーになるので体を動かすものです．そして，最後にお肉やマグロなどの赤い食べ物はたんぱく質をたくさん含んでいるので体をつくるものとなります．小学生にはこのように，いろいろな栄養をとることの大切さを理解してもらいたいのだと思います．ここで，一人の生徒から赤いピーマンと黄色いピーマン（パプリカのことを言っているのかもしれませんが，ここではどっちでもいいです）はどうなんですか，と質問がきたらどうしますか．小学生に説明するのは難しいかもしれません．それでは，どうしてこの生徒は疑問に思ったのでしょうか．それは，今回の原則（緑＝元気，黄＝動かす，赤＝つくる）をただ覚えたからです．「緑は野菜でビタミンがたくさんあるから」と理解していれば，赤ピーマンや黄色ピーマンが出てきても，もちろん元気にするものとわかるわけですね．

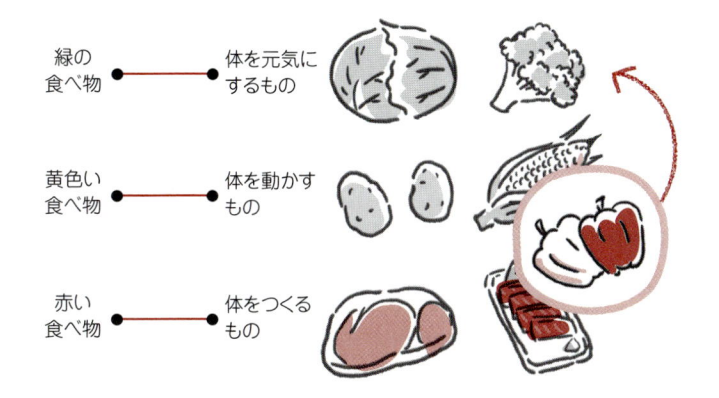

緑の食べ物	—	体を元気にするもの
黄色い食べ物	—	体を動かすもの
赤い食べ物	—	体をつくるもの

ということで，せっかくの原則やカテゴリー分けはできるだけ活用するようにしていいと思います．そして**原則を覚えるのではなく理解していれば，例外があっても対応が可能です**．最初は原則の意味がよくわからなくても，例外に遭遇するごとに考えていると，理解が深まって使い勝手がよくなってくるかもしれません．

2. 臨床的判断とは　67

3) 分析

　　最後は分析です．不明熱を例にとると，まずはカテゴリーごとに感染症，腫瘍，膠原病，薬剤などを一つ一つ考えて，病歴聴取と診察の後に非侵襲的な検査から開始していきます．感染症には培養が，腫瘍には組織が，膠原病には診断基準があると考えるかもしれませんが，感染症であっても培養は陽性になるとは限らず，また適切な組織採取が困難な場合もあり，膠原病の診断基準も実は分類基準で，あくまで**経験のある医師が他の疾患を除外したうえで参考にするもの**です．

　　例えばSLE（全身性エリテマトーデス）の基準が感度95％，特異度95％とします．SLEは2,000人に1人の疾患ですから，この基準を1万に当てはめると5人×95％で4.75人のSLEの患者さんが基準を満たします．しかし，特異度も95％なので，1万×5％の500人はSLEではありませんが基準を満たします．このことから，基準を満たす人全体で本当にSLEの人の割合を考えれば，診断基準ではないことは明白です．仮に感度99％，特異度99％としても，SLE 4.95人に対し非SLE 100人が基準を満たすので大きくは変わりません（**表5**）．ちなみにSLEの

表5　分類基準例

10,000人に5人　感度95％　特異度95％

SLE	テスト＋	テストー	
疾患＋	4.75	0.25	5人
疾患ー	499.75	9495.25	9995人
	504.5人	9495.5人	

4.75/504.5 ＝ 0.942％

10,000人に5人　感度99％　特異度99％

SLE	テスト＋	テストー	
疾患＋	4.95	0.05	5人
疾患ー	99.95	9895.05	9995人
	104.9人	9895.1人	

4.95/104.9 ＝ 4.719％

分類基準は膠原病のなかでトップクラスの感度と特異度です．ということで，分類基準というのは，あくまで似たような症状を伴う感染症や腫瘍などの疾患をある程度除外したうえで，全体的にその疾患が疑われる場合に当てはめて診断の参考にするものであり，小学生のスタンプラリーのように集めれば終わりというものではありません．

それでは，いろいろな情報を統合していく分析の道のりは，個々の症例によって全く異なるのでしょうか．もちろんそんなことはありません．臨床医学というのは，**限られた診断名に限られた治療法があるのみですので，現時点での最もよい組み合わせを探す作業**になります．基礎医学のように全くわかっていないことを考えるのではありませんから，慣れてくればそれほど難しいものではないはずです．少なくとも，難しく考えない方がいいです．

❸ 外来診療の12ステップ

ところでウイルス感染による上気道炎の治療というのは，そのウイルスかを確定して，そのウイルスに対する抗ウイルス薬を処方するのではありません．見逃してはいけないウイルス感染以外の疾患を除外して，ウイルス感染として2次感染が起こりにくいように自然治癒力を助けることです．

なお，対症療法に意味がないと考えるのは短絡的で，例えば1日2リットルの唾液と1リットルの鼻水は生理的に必要な自浄作用として働いています．これが脱水によって機能しなくなり，生理的な線毛細胞などによる排泄が起こらず停滞したらどうなるかは想像するのは簡単です．また，昼間は脳と筋肉がカロリーを多く消費しますが，夜はサイトカインがたくさん出て免疫系が炎症を起こしたり逆に過度の炎症を制御したりするのにカロリーを使います．安静にしっかり睡眠をとることは，免疫系で感染症と戦うためにも，過剰に活性化した自己免疫を沈静化するという生理的な抗疾病作用にも，重要と考えられています．

> **表6** 外来診療の12ステップ
>
> ❶ 訴えを聞く
> ❷ ROSおよび定型問診
> ❸ 鑑別診断を考える
> ❹ 鑑別診断に関してfocusを絞った質問をする
> ❺ 鑑別診断を絞る
> ❻ 診察をする
> ❼ 残った鑑別診断に関して検査を考える
> ❽ 検査結果を予測する
> ❾ 結果が陽性,陰性(正常,異常)の場合,治療計画がどう変わるかを考えて検査を計画する
> ❿ 結果がマネージメントに影響を与える場合のみ検査をする
> ⓫ 結果を見て計画を立て直す
> ⓬ 患者さんの背景を考慮した治療を相談する(個別化医療)

　少し話は外れましたが,診断をどこまでつけなければいけないかは,特異的な治療の存在と必要性,そしてその副作用だけでなく,除外の必要な疾患の頻度と緊急性によります.ということで,常に**鑑別診断**(それらしいと思う疾患の診断へのアプローチ)と**除外診断**(可能性は高くないと考えられるが診断と治療の遅れが問題となる疾患の否定)を同時に進めていきましょう.

　一例として,後期研修医の先生に外来で利用してもらうために作った外来診療の**12ステップ**を提示してみます(**表6**).12ステップというといちいちやっていられないと思うかもしれませんが,サッカー選手がシュートをするときにはボールだけではなく,ゴール,キーパー,ディフェンス,パスを回せる味方の位置など,一度に分析しているのと一緒です.毎回ちゃんとステップを踏んでいく癖をつければ,自然に身に付いてくるものです.でも,やはり最初は意識をして,いい加減な診療をルーチンにしないことが大切です.それでは,それぞのステップについてみていきたいと思います.

1）訴えを聞く

　病歴は聞くのではなく聴く，もしくは取るものです．History Taking という英語からわかるように，病歴というのは国家試験のように必要なものが自然に与えられるのではなく，自分から聴いていかないといけません．発熱ならいつから，1日中か夕方だけか，良くなってきているか悪くなってきているか，発熱時の全身症状，解熱時の全身症状の変化など当然聴くことになります．また咳嗽なら日内変化は，痰は伴うか，痰があれば色調や性状は，労作時呼吸困難を伴うかなどなどです．「まずは患者さんの話を数分聞いて」という教科書的なことが実践できる状況であれば，そうするのがよいかもしれません．しかし，日本の通常の忙しい外来であれば，まずは一番困っていることや気になることを数十秒聴いて，積極的にこちらから当たり前の補足事項を聴くようにするしかありません．欧米の外来には欧米のいいところが，日本には日本のいいところがありますから，それぞれの状況での利点を最大限に活かしていくことが先決で，環境の違うところでそのまま真似るというのは最適ではないかもしれません．でも最後には，「5日前からの発熱で，咳に黄色い痰が混じるようになって，階段を上がったりすると息切れがするので，肺炎を心配していらっしゃったのですね」というように**数秒でまとめて患者さんに確認**し，「ほかに何か心配なことや追加することはありますか」と必ず **Open Question を投げかける**ようにはしたいところです．2章-4 には具体的な病歴聴取で聴くことが，2章-3 では外来診療のポイントが説明されていますので，参照してみてください．

2）ROSおよび定型問診

　定型問診は時間をかけずに既往歴，家族歴などに加えて，ROS（Review Of System）も聴く必要があります．実はここまでは，第一段階の"訴えを聞く"から少し遅れて始めながらも輪唱のように同時進行させます．というのは，次の段階の診察の前に鑑別診断を考えるという作業があり，その際に必ず定型問診で聴いた内容が必要だからです．「微熱と咳嗽が続いていて少し血痰が出る」といってもインドから帰国した

患者さんの場合，半年前の健康診断で胸部腫瘤陰影を指摘されて放置していた喫煙者と気胸の既往がある男性では鑑別疾患が全く異なるからです．**病歴をしっかりと個々の患者さんに合わせて取ることは必要ですが，それ以上に定型問診を全員で行うことが重要です**．ROSを聴かなくても，定型問診を取らなくても，大丈夫なことは多いと思います．でも，100人の腹痛から1人の虫垂炎を見逃さない，100人の咳嗽の患者さんから1人の結核患者さんを見つけるなどは，とても大切で，ROSや定型問診はその助けになります．慣れれば20秒もかからずに聴けるようになり，実際に欧米の医師はドラマでも見るように習慣になっていますが，問診表を使うのが一番簡単だと思います．問診表を受付で渡してもらえるように，システムを徐々に変えていくのも人間関係，ものの言い方頼み方の訓練かもしれません．

私がパリでの診療のときには，フランス人患者さんには語学と文化の問題があってしっかりとはとても聴けないのと，日本人患者さんには謙虚さゆえに自己判断で関係ないと判断したことを医師に伝えないという習慣の打破のために，また，患者さんに申告された事実を記録として残しておくためにも問診表を作って活用していました．今でも，日本語のものは聖路加国際病院のアレルギー膠原病科で初診患者さん用として活用しています（図2）．

問診表には患者さんにまずは訴えも書いていただくと，とても効率よくなります．薬物アレルギーはとても大切なので最初に大きく取り上げています．既往歴や，ROSも臓器ごとに主なものを並べて，患者さんが思い出して選びやすくしています．例として家族歴の結核などは，こちらとしてはとても大切ですが，空欄に書き込むようにしておいた場合は結核と書く人はまずいないと思います．当たり前の渡航歴，年齢相応の悪性腫瘍スクリーニング，社会歴も聴きますが，あまりプライベートになり過ぎることは，わざと記入しなくていいようにしてあります．医者だからといって，役に立つかもしれないという理由で，全員に聞く必要もないようなことを聞いて人のプライバシーにズカズカと踏み込むのは<u>気が引けます</u>．**医師と患者という立場はあくまで対等が理想ですが**，知らず知らずのうちにPaternalisticになったり，無神経に接しても患者さ

アレルギー膠原病科　初診問診表　診察券番号＿＿＿＿＿＿＿＿　名前＿＿＿＿＿＿＿＿＿＿
ご面倒ですがもう一枚の毎回の診察前用の問診表とあわせて2枚ご記入ください.

本日来院された主な理由・症状
-
-
-

服用している薬（ビタミン剤，ホルモン剤，健康食品，漢方薬，鎮痛薬も含む）　　なし　　あり
名前・量・回数
-
-
-

薬に対するアレルギー　　　　　なし　　　あり
名前・症状（皮疹・むくみ　など）

＜既往歴＞（該当するものを丸で囲ってください：例（高血圧））
心臓（高血圧，不整脈，狭心症，心筋梗塞，心雑音，他）　　　血液（貧血，輸血，静脈血栓症，他）
消化器（かいよう，胃炎，肝炎，脂肪肝，すい炎，胆石，他）　　尿路系（尿路結石，慢性腎炎，ぼうこう炎，腎盂腎炎，他）
呼吸器（喘息，慢性気管支炎，肺気腫，気胸，他）　　　　　　筋骨格（関節炎，腰痛，膠原病，他）
感染症（結核，ちくのう症，中耳炎，リウマチ熱，他）　　　　神経（けいれん，脳こうそく，クモ膜下出血，他）
内分泌・代謝（甲状腺，糖尿病，高脂血症，他）　　　　　　　アレルギー（花粉症，アトピー，食物アレルギー，他）
海外渡航歴　（　　　　）国へ（　　　　）カ月前　　　　　その他（腫瘍，目，皮膚，耳，他）

＜手術＞（盲腸，ヘルニア，胆石，へんとう摘出，帝王切開　他）

＜最近の症状＞（該当するものを丸で囲ってください：例（咳））
熱（最高　　　度，　　　日前），寒気，体重減少（　　）kg 過去（　　）カ月，夜間発汗
口の乾き　眼の乾き　腹痛，はき気，嘔吐（　　回／日），下痢（　　回／日）
胸の痛み，動悸，呼吸困難，咳，痰（色：白，黄色，緑，茶色，血痰），手足のむくみ，
胃の痛み，胸焼け，黒色便，血便，痔，便秘（　　日），口内炎，口内かいよう
頭痛，めまい，耳鳴り，聴力低下，筋力低下，視力障害，けいれん発作，意識を失う
皮膚炎，かゆみ，じんましん，レイノー症状，日光過敏症，脱毛
関節痛，朝の手のこわばり，腰痛，けんしょう炎，筋肉痛，筋力低下，手足のしびれ，感覚低下，
排尿時の痛み，血尿，失禁，排尿困難，頻尿
うつ，不安，睡眠障害，その他

＜生活習慣＞
喫煙歴：1日　約＿＿＿本　×＿＿＿年間（禁煙　　　　年前から）
飲酒：平均1日　ワイン＿＿＿杯，ビール＿＿＿本，日本酒・焼酎＿＿＿合，その他＿＿＿＿

＜健診歴＞（受けたことがある検査を丸で囲って，最後に受けた年を記入してください：例（胃カメラ）（2008 年））
胃カメラ（　　　）大腸カメラ（　　　）便潜血（　　　）子宮ガン検診（　　　）乳ガン検診（　　　）
CT 検査（胸・腹など）（　　　）その他の健診での異常

＜家族歴＞（血縁のあるご家族で該当するものの横に続柄を記入してください．例　高血圧　祖父）
心筋梗塞　　　　突然死　　　　脳血管障害　　　　高血圧　　　　アトピー　　　　結核
喘息　　　　糖尿病　　　　甲状腺疾患　　　　偏頭痛　　　　膠原病
癌―胃　　　大腸　　　肝臓　　　肺　　　乳房　　　子宮　　　前立腺　　　他

＜閉経前女性のみ＞　最終生理開始日（年／月／日）　　／　　／　　　出産　　　回，自然流産　　　回

図2　定型問診のための問診表例 – 聖路加国際病院アレルギー膠原病科より

2章　研修医の臨床力を上げます

2．臨床的判断とは　73

んからは文句を言ってもらいにくい状況にあることは，常に肝に銘じておきたいものだと思います．

　これらの問診表はもちろんあくまで補助で，患者さんがすべて書いてくれているとは限りませんので**重要なことは口頭で確認**するのですが，少なくとも使っているととても便利に感じています．

　実は，同じ内容のものがフランス語と英語では20ページ以上になっているのですが，漢字文化のおかげで日本語ではA4一枚になります．すばらしいと思いませんか．

3）鑑別診断を考える

　診察や検査は鑑別を絞ってからです．最初の訴えについて簡単な補足事項を聴いて，定型問診をみたら次は鑑別診断です．ここで鑑別診断を考えないで次に進むと，その後にまた初めからになってしまうことを，研修医のときには何度も経験しました．

4）鑑別診断に関してfocusを絞った質問をする

　とにかく鑑別診断を考えながら，納得するまで頭に浮かんだ診断に当てはまるかを聴いていきます．肺炎を疑い労作時息切れがあるのではと思ったら，たとえ「呼吸は苦しくありませんか」と聞いて「いいえ」と言われても，「ここに来るときに階段を昇りましたか」，「そのときいつもより苦しくなかったですか」，など納得するまで聴くようにします．あとで，「あのときは患者さんがこう言った」，「そのようなことがあったとは聞いていませんでした」，などによる見逃しは，鑑別を浮かべながらHistory Takingをしなかったときに起こりやすいものです．何かおかしいという感覚を大切にして，納得するまで病歴を聴きましょう．長くても20秒もかからないのが普通です．ここまでで可能性が高いと考えられた鑑別診断を，いろいろな手を使って詰め将棋のように追い込んでいきます．それでも解けない場合は到達点が違う可能性が高いので目標を変える，ということの繰り返しです．ここで注意していることは，この段階では答え（鑑別診断）は1つではないことです．

5）鑑別診断を絞る

　ここまでの情報をもう一度見直して，鑑別診断をカテゴリーごとに整理します．後で一例を示しますので，参考にしてみてください．なお，まだこの段階でも鑑別診断は1つに絞り込めるとは限りません．続く診察や検査で，さらに絞り込んでいきます．

6）診察をする

　もちろん診察では，のどを見て頸部リンパ節を触って心音肺音を聞くというのは全員にするようにします．アメリカでは，腹部触診，鼓膜の視診，脳神経，筋力，感覚，腱反射は当然のごとく研修医全員がしていましたが，これだけやっても1分かからないと思います．しかし，この**ルーチンの診察に加えて，必ずその前に挙げた鑑別診断に関連するもう一歩踏み込んだ診察をします**．高齢者がほかに所見のあまりない遷延性の発熱で来た場合は当然側頭動脈の触診をしますが，そんなことは全員

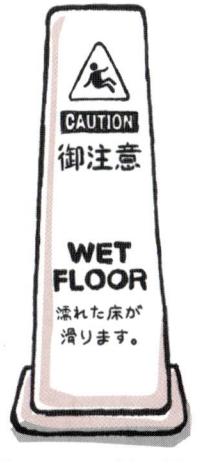

"何かおかしい"を大切に

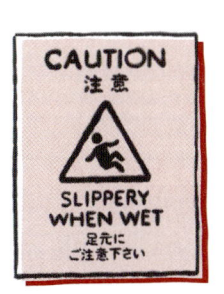

何が言いたいのか
行間を読もう

にはしませんね．若年女性の不明熱なら高安病を疑い頸部の聴診もしますね．血圧の左右差や脈が触れなくなるのは高安病がある程度進んでからですから，まずは頸部の雑音を見逃さないようにします．マイコプラズマが鑑別に挙がり，水疱性鼓膜炎で診断がつけば嬉しくないですか．

再診患者さんや外来が混んでいるときは診察をするのが面倒と感じるかもしれませんが，実は診察は数十秒しかかからず，きちんと診察することで，短い診療時間でも患者さんの満足度が上がるので，結局は時間の節約になります．急がば回れですね．あと，診療の前には必ず患者さんの前で手を洗います．患者さんにRespectを示していることになり，自然と患者さんからもRespectを返してもらえます．白髪と役職が増えるとそれだけで患者さんから信頼されるようにはなるかもしれませんが，それまでは先生方から先に患者さんを大切に思っていることを示して，信頼を得ることが楽しい外来のコツかもしれません．

2章-4には具体的な診察のポイントが解説されていますので，参照してみてください．

7）残った鑑別診断に関して検査を考える

検査は，陽性になるもの，異常値になるものを集めるのではなく，鑑別に必要と考えられるものを挙げます．つまり，検査後確率を動かし，確定診断もしくは除外診断に近づける検査を選択することが大事です．

具体的にはステップ9，10が関係してきます．

8）検査結果を予測する

検査をオーダーするときには，その検査結果をまず予測して次のステップを考えます．このような訓練を繰り返すことで，**予想と異なる検査結果が返ってきた場合，何を思い違いしていたのかの反省に使えますし，徐々に正確な予測ができるようになります**．結果を理論的に予測せずに検査結果をみると，そこからの思考となり，いつまで経っても検査に頼る医師になる心配があります．経験の浅いうちには，少し多めに血液検査をすることは患者さんのアウトカムにとっていいことが多いです．

しかしその場合もあくまで必要ないかもしれないが，何かわからない理由で大事な所見を見逃していて，検査の必要性を自分がわかっていないだけかもしれない，と思って検査をオーダーし結果を吟味するようにしましょう．そうすることで不要な検査が徐々に減っていきます．

　私が横須賀米海軍病院で小児科をローテートしたときには，まずは手の甲でおでこを触って体温を予測してから計測するように言われました．2カ月もこれをしていると，0.1℃の誤差で当たるようになります．Yale大学では関節穿刺をする前にも関節液の性状と何mL吸引できるかを予測するように言われました．こうすることで不要な穿刺を避けることも，必要なだけのシリンジを用意しておくことも，鑑別を絞ることもできるようになりました．またANCA関連血管炎ではANCA陰性のことが30％ほどあります．陰性の可能性を予測し，その場合の次のステップ，例えば組織検査をどこからするか，を決めておかないと，ANCA陰性でANCA関連血管炎を何となく除外してしまうという残念な診療になってしまいます．

9） 結果が陽性，陰性（正常，異常）の場合，治療計画がどう変わるかを考えて検査を計画する

　SLEでは30％ほどでリウマトイド因子が陽性になります．でも診断的意義は全くありません．陰性でもSLEの可能性は十分あり，逆に陽性でもSLEかもしれないという臨床的判断には全くならない割合です．MRIなども放射線の曝露がないので安全と考えられるかもしれませんが，医療費はみんなの税金から成り立っています．スーパーに行って数百円だからといって食べもしない菓子や惣菜をかごに入れるでしょうか．ましてや，数万円もするキャビアを気軽に念のため買ったりしないですよね．**一人が無駄遣いをすれば必ずその分助けられない貴重な命がある**と思って，限りある資源を有効に活用するのがプロの心がけだと思って診療をしたいものです．

10）結果がマネージメントに影響を与える場合のみ検査をする

　　欧米では市中肺炎で胸部CTを撮ったり，腎盂腎炎や急性胃腸炎で腹部CTを撮ることはほとんどありません．通常の診療でほとんどの患者さんが回復しますし，放射線曝露やコストも問題です．ウイルス性の上気道炎でも副鼻腔に粘液の貯留があることは多く，細菌性副鼻腔炎との鑑別には画像より病歴と診察の方が**重要**です．腫瘍マーカー，ウイルス抗体検査などもオーダーする前に必要性を考えてみましょう．

11）結果を見て計画を立て直す

　　検査は非侵襲的なもの，低コストのものから開始します．その結果診断が確定すればよいのですが，十分でなければより侵襲的な検査や，高コストのものをオーダーします．例えば，SLEでも皮膚生検は必要ないことは多く，関節リウマチでも関節MRIは一部の患者さんのみで使用します．また，除外診断のための検査も同時に行っているので，T-スポット®やクォンティフェロン®が陽性ならイソニアジドの予防投与が必要かなどの判断が必要となります．

12）患者さんの背景を考慮した治療を相談する（個別化医療）

　　多くの場合に選択肢は1つではありません．**救える命を救うことは大切ですが，その方法は患者さんの背景によって個々に違います**．自分の得意な治療，学会で推奨されている治療，面倒でない治療を押し付けるのは，そのうち慣れるからといっていい加減に矯正しためがねを売るようなものです．患者さんの望むQOLに十分配慮して，先生方が治療に当たる分野の疾患では，できるだけ多くの治療法に熟知するようにしましょう．

4 症例を12ステップでみてみよう

それでは一例です．前述した12ステップに沿ってみていきましょう．

> **症例**
> 30歳男性，左膝関節の痛みにて来院．3日前からの関節痛で，床に座るのが不自由になった．

1) 訴えを聞く

関節炎では，急性か慢性か，単関節か多関節かが重要になります．急性の単関節炎なら細菌性と結晶誘発性が多いので，まずはほかに痛い関節はないのか，そしてこれまでに同じようなことはなかったかなどはもちろん聴いておくことになります．そして，急性単関節炎となれば，左膝周辺に外傷がなかったか，などはもちろん必要な病歴聴取です．

しかし，若年の炎症性関節炎ですから，これから多関節炎になっていくところをみているのかもしれません．そうすると，関節リウマチもSLEなどの膠原病も考えられます．MCTD（混合性結合組織病）でも全身性硬化症でも関節リウマチのような骨びらんを伴う関節炎をきたします．SLEなら脱毛，日光過敏，口腔内潰瘍，MCTDなら肺高血圧のような呼吸症状，全身性硬化症なら食道蠕動異常による胸焼けや腹部膨満感など…．

はい，忘れてはいけません．ここで聴くのは主訴に付随する当然の補足事項のみで，鑑別診断は定型問診の後でします．不明熱の患者さんなどでも，主訴だけで鑑別診断を挙げると，北米の国でよくある意味のない鑑別診断リストお披露目会になってしまいます．

2) ROSおよび定型問診

ここまではあまり鑑別を絞って長く病歴を取らずに，まずは定型問診とROSをみてみます．この患者さんでは，発熱が3日前からあり，既往

```
┌─────────────────┐                    ┌─────────────────┐
│  急性単関節炎   │                    │  急性多関節炎   │
└─────────────────┘                    └─────────────────┘
①細菌性関節炎                          ①ウイルス性
  淋菌性    若年                          HPV B19，風疹，HIV，肝炎など
  非淋菌性  高齢                        ②淋菌性関節炎
②結晶誘発性関節炎                      ③細菌性心内膜炎
  痛風    中高齢男性      急性          ④慢性多発性関節炎の早期
  CPPD    高齢女性         ↑              関節リウマチ
  BCP     外傷・負荷後     │              膠原病（SLE など）
③外傷性                                 │
④急性多関節炎の初期                     │
                                         │
←─単関節炎──────────────────┼──────────────────多関節炎─→
                                         │
┌─────────────────┐         │          ┌─────────────────┐
│ 慢性単関節症・炎 │         │          │  慢性多関節炎   │
└─────────────────┘         ↓          └─────────────────┘
①変形性関節症              慢性          ①関節リウマチ
②無菌性骨壊死                            ②リウマチ性多発筋痛症
③神経原性関節症                          ③膠原病（SLE など）
④傍腫瘍症候群                            ④反応性関節炎
⑤抗酸菌性関節炎                          ⑤結晶誘発性関節炎
⑥慢性多関節炎の早期
```

図3 関節炎の鑑別診断

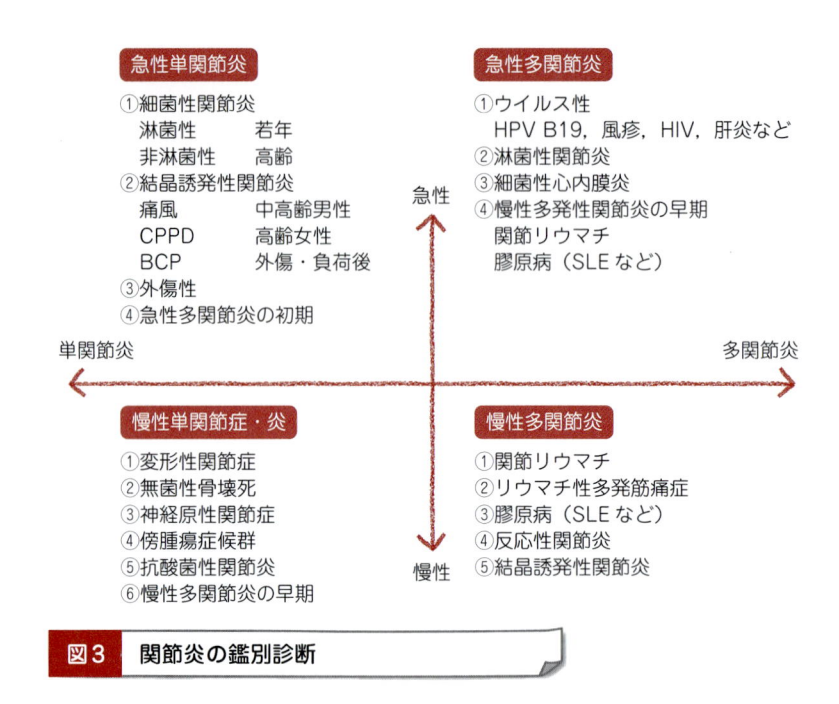

歴に3カ月前のB型肝炎がありました．健康診断は職場で毎年受けており最後は半年前で異常は指摘されていません．アルコールは飲めず，喫煙もしません．スポーツの趣味はなく外傷歴もありません．

3）鑑別診断を考える

さて，ここまでくると，やはり急性単関節炎（**図3**），結晶性を考えた場合，痛風にしては典型例より若年ですが，最近は若年化が進んでいます．でも，家族歴も既往もなく半年前の健康診断でも当然尿酸値は入っていますので正常となります．尿酸の長年高値が続いて，飽和した状態で関節内に結晶が析出することによって痛風は起こるのですが，実際の発作時には正常化してしまっていることが40％と言われています．ですので，この時点で検査をして正常でも否定はできませんが，これまでの健康診断が半年前も含めて正常というのは可能性を低くします．もちろんそれでも，最近急に尿酸の上がるような利尿作用のある健康食品

をとっていないか，アルコール摂取や脱水などなかったかは聴くことになります．

　もう1つ大きな鑑別としては細菌感染で，高齢者であれば免疫力低下があり皮膚からの菌である連鎖球菌やブドウ球菌が多いですが，35歳以下では特に淋菌が多いとされています．この患者さんの3カ月前の急性B型肝炎はSTD（性感染症）のハイリスクであることを示しています．

4）鑑別診断に関してfocusを絞った質問をする

　問診表にあることでも患者さんが読み逃していることもあるので，重要なことは口頭で確認します．膝の外傷歴はないか，また淋菌感染の疑いがあるので原因となるような接触歴はないか，痛風の家族歴，リウマチ膠原病の家族歴はないかなどを聴きます．また，関節リウマチに一致するような他の関節の痛みはないか，SLEを示唆する脱毛，日光過敏はないか，皮膚に異常はないかなどを聴きます．

5）鑑別診断を絞る

　外傷歴はなく，若年性の痛風の家族歴もなく，関節リウマチのような他の小関節の症状はありませんし，SLEを示唆する所見もありません．淋菌感染に関しては，可能性は否定できないということでした．急性単関節炎の鑑別診断からいくと淋菌性関節炎が最も考えやすいことになります．

6）診察をする

　診察では，通常の口腔内の視診，頸部リンパ節の触診，胸部聴診，腹部診察などは行いますが，それに加えて淋菌感染症で見られることのある膿痂疹を手のひらなどで確認，耳介や肘頭周辺のような体温の低い部位に痛風結節がないかの確認，口腔内でも咽頭だけでなくSLEに認められる硬口蓋の無痛性潰瘍などをチェックします．膝関節は腫脹していますが，見た目よりも可動時の疼痛が強いのは淋菌感染に典型的な所見です．このように鑑別診断を考えてから診察をすることで，診断率が格段に向上すると思います．

7）残った鑑別診断に関して検査を考える

　淋菌性関節炎に関しては，血液，粘液，関節液のグラム染色と培養，尿酸値は異常高値であれば手がかりになるので一応提出することにします．結晶誘発性関節炎に対して，関節液の顕微鏡検査も検査前確率はそれほど高くなくても，結晶の貪食像があれば特異度が高く診断につながるので一応オーダーした方がいいなと考えます．

8）検査結果を予測する

　淋菌のグラム染色や培養検査の感度は低く，陰性でも否定できないことから，セフトリアキソンなどによる診断的治療が必要になることを，予測しておくことも重要です．検査が出てから次のステップを考えると，陰性結果に引っ張られて間違った判断をしてしまう可能性が高くなることは，常に忘れないように気をつけましょう．

9）結果が陽性，陰性（正常，異常）の場合，治療計画がどう変わるかを考えて検査を計画する

　尿酸値は正常でも痛風は否定できませんが，10 mg/dLを超えるような高値なら，元々それほど疑っていなくても痛風を考慮しなくてはなりません．関節液の検査も菌や結晶の貪食像があれば，診断がほぼ確定します．また培養検査は初期治療が有効でなかった場合に役立つ可能性が高く，逆に提出していなければ，抗菌薬を投与してしまった後では診断と治療に困ることになりかねません．

10）結果がマネージメントに影響を与える場合のみ検査をする

　関節リウマチやSLEに関する検査は，現時点では偽陽性のリスクが高く，病歴と診察からも否定的であり緊急も要さないことから，必要とは言えません．逆に偽陽性の結果に注意を逸らされることにより抗菌薬の投与が遅れたり，逆に真の陽性ととって免疫抑制作用のある薬剤を投与することにより悪化させてしまう危険もあります．

また，今回の診断と直接関係する可能性は高くなくても，今後のフォローに関連するHIV検査は患者さんと相談する必要があるでしょう．

11）結果を見て計画を立て直す

グラム染色で淋菌以外の菌が検出されないこと，結晶誘発性関節炎の所見がないこと，関節液の白血球数が2,000/μL以下などの非炎症性でないことを確認し，他の疾患が否定的となれば淋菌に対する抗菌薬の治療を，クラミジアなどの他のSTDに対する治療とともに行います．

12）患者さんの背景を考慮した治療を相談する（個別化医療）

今回の症例では，個別化医療は抗菌薬アレルギーがある場合などに限られますが，慢性疾患の診断では，入院の可否，近い将来の妊娠の可能性など社会的な面も考慮して，選択肢を示すことも重要です．

5 外来診療の基本的心がけ

ここまで外来診療の進め方を12ステップに分けて解説してきました．このように，ステップを踏むことも大切ですが，基本的心がけとして以下に示すポイントを押さえておくようにしましょう．

1）ルーチンをルーチンに

どのような場合でも，必要な最低限の定型問診と基本的診察はルーチンとして行います．

2）納得するまで

鑑別診断を念頭に，必要なことは納得するまで聴き，中途半端な返答に妥協しないこと．診察も狙った獲物は逃さない心構えで，暗闇で息を潜めるように集中します．

3）慣れないうちは検査は多めでも仕方ない

　　経験の浅い分野ではアカデミックになり過ぎず，格好が悪くても少し多めに非侵襲的な検査をしても構わないと思います．しかしそれでも検査結果を予想しておいて，次回からの症例に活かしていきます．

4）確定診断へのプロセスと除外診断のプロセス

　　可能性が高いと思う疾患に当てはまる所見を集めていくとともに，見逃してはいけない疾患をどこまで除外しているかを，常に念頭に置きながら並行して進めていきます．

Column

記憶に残る患者さん

　ケビン・コスナー主演のThe Guardian（守護神）という映画を見たことがあるでしょうか．彼は，伝説的な海難救助士でしたが，引退して教官になったときに「何人の人を救ったのか」と聞かれ，「数十人」という少ない数字を言います．何百人という答えを予想していた生徒が驚いていると，彼は一人ひとりの名前を読み上げます．彼は，「これが私が救えなかった人だ．救った人は覚えていないが救えなかった人は決して忘れない」と言います．

　医師も一緒です．思うように治療できなかった患者さんはずっと覚えているものです．救えなかった症例や，後遺症が残ってしまったような症例は，ずっと考えて，常に頭のどこかに残っていて，同じようなシチュエーションになったときに，「あっ，もしかしてこうだったんじゃないか」と，後悔しながら私達は生きていかなければならない職業です．ですから，とにかく手を抜かないことが大切です．一生懸命やってうまくいかなくてもとても悔しい思いをしますので，万が一手を抜いてうまくいかないことがあれば，きっと悔やみきれません．

　そうは言っても，私生活を全部犠牲にするとか，24時間働くということではありません．必要なことを効率よく行い，常に「何か抜けているのでは」という視点で確認しながら，いい加減なことをしない，ということです．皆さんにはたくさんの患者さんがいますが，患者さんの一生は1回です．常に自分だったら，自分の家族だったらどうして欲しいか，を考えて患者さんをみていくことが非常に大切です．

5）治療までを考えて詰める

　診断をつけるのは，適切な治療のためです．治療開始までを考えて，治療薬投与前に必要なスクリーニング検査などを挙げていくようにします．一歩前だけでなく常に最後までを意識して進めます．

研修医チェックリスト

- [x] 臨床に100％はない．検査や治療は，利益が不利益を上回るとき
- [x] 自分の考えた鑑別診断に合う所見を探し，同時に見逃してはいけない疾患の除外診断を行う
- [x] とにかく患者さんをたくさん診ることが，パターン認識力を鍛える
- [x] さまざまな臨床での原則は，覚えるだけでなく理解することが大事
- [x] 最低限の定型問診と基本的診察は，ルーチンとして行う
- [x] 鑑別診断を考えてから，診察や検査を行う
- [x] 検査は，鑑別に必要なもの，検査後確率を動かすものを挙げる
- [x] 検査結果は予測するようにする．結果が出た次のステップも考えておく

第 2 章 研修医の臨床力を上げます

3 診療コミュニケーションの基本とコツ
外来診療に必要なテクニックと心構え

岸本暢将

1 コミュニケーション能力が求められる外来診療

　医療の場が病棟から外来にシフトし始めたと言われています．特に米国ではManaged Careの影響，さらに医学の進歩により，平均入院日数は約1週間弱とますます短縮されています．必然的に外来でのフォローアップの重要性は高まる一方です．研修医の権利，教育機会を確保するのが主な目的として全米の臨床研修プログラムの認可を行っているACGME（Accreditation Council for Graduate Medical Education：卒後医学教育認可評議会．詳しくはwww.acgme.orgを参照）は，3年

> **Column**
>
> ### Managed Careとは
> 　医療の質を確保しながら，管理医療手法を用いて医療費を抑制することを目的としてできた医療保険制度です．米国で創設され，現在多くの国や地域で普及しています．比較的安価で加入でき，医師の階層化やデータの一元化など，医療費抑制を図ることができる一方，医師の裁量権が大幅に制限（例：使用できる薬剤が決められている）されることや，患者さんが受けたい治療が受けられない，という過小診療になる弊害も指摘されています．

間の内科初期研修において，研修の3分の1は外来研修にあてるよう基準を示しています．

日本の初期研修はどうでしょうか？　研修医の研修の場は従来通り入院病棟が中心であり，病棟と救急外来中心の初期研修を終えればそのまま外来ブースを任され，右往左往しながら実地で外来診療を覚えていくのが実状ではないでしょうか．病棟のように毎日顔を合わせて信頼関係を築いたり，必要な検査を後で追加したりすることのできない**1回勝負の外来**は，病棟とは違う教育が必要なことは明らかですが，外来研修が充実している施設はまだ少ないのが現状だと思います．

本項では，外来を行う前に習得しておくと役に立つ，最低限のエチケット，患者医師関係構築法，診療でのコミュニケーションテクニック，実際のクレームに対する対処法を，日米両国で医療を経験して感じた点も踏まえお話します．よりよい外来診療の実現のお手伝いができればと願っています．

❷ 優秀な医師は技術者であり芸術家である！

米国のメイヨークリニックをご存じですか？　メイヨー兄弟による診療所開設から始まり現在ではノーベル賞受賞者も輩出し，研究，臨床，臨床教育どれをとっても世界のトップクラスの施設です．この創設者が書いた本に，

"優秀な医師は技術者であり芸術家である"

という言葉があります．卒前卒後教育ではとかく技術者としての技能向上，つまり経験やEBMの知識を駆使し，診療技術を高めるという側面を重視しがちです．しかし同じように患者さんの心地良さ，安全および希望を提供する芸術家（Artist）としての側面の重要性を訴えています．どちらが欠けても患者さんの満足度は下がるでしょう．

ある総合病院にて患者さんの満足度調査を実施しました．評価項目は大まかに以下の5項目です．

❶ 医師の病状説明はどうだったか？
❷ 医師の病状への素早い対応はどうだったか？
❸ 患者さんの回復度はどうか？
❹ 看護師と医師との連携はどうか（医師の態度も含む）？
❺ 総合的な患者満足度はどうか？

　それぞれ評価は6段階（6は最高評価，1は最低評価）で行いました．その結果，❶の医師の病状説明が5以上で満足が得られていれば，その他の項目の満足度がどうであれ❺の総合的な患者満足度は高い，という結果が出ました．また，❶の医師の病状説明の満足度が3, 4と"普通"の評価であっても，❷の素早い対応の満足度が高ければ最終的な満足度は高くなりました．これらのことから何より医師の病状説明，素早い対応が重要であると言えます．しっかりとした説明を患者さん，その家族に行い，よりよい患者医師関係を築いていきましょう．

❸ クレームから学ぶ診療コミュニケーション上達法

1）クレームへの対処法～まずは同じ言葉を繰り返す～

　クレーム対応とは言っても，モンスターペイシェントへの対応とは異なりますのであしからず．
　例えば，ある電器屋さんのクレーム対応部に電話がありました．「おたくの商品○○を購入したけど，商品の説明も全くされなかった．教育はどうなっているのだ！」とのクレームでした．このような「〜したんだけど〜されなかった．」というクレームはどこでも起こりえるかもしれません．
　クレーム対応への基本は相手の話をしっかり"聴く（相手の存在を受け止める）"ことから始まるそうです．ここでは，まず同じ言葉を繰り返すことにより相手にペースを合わせます．例えば，クレームの後に「そうですか，〜されたのに〜されなかったのですね．申し訳ございま

せんでした.」と相手の言ったクレームと**同じ言葉を繰り返す**ことで相手を受け入れ，相手の情緒の安定を図ることができます．2番目に，"きく"は自分のききたいことを"訊く（尋ねる）"や受動的に"聞く"のではなく，全神経を相手に集中して"聴く"「**集中的傾聴**」でなければなりません．目の前にクレーマーがいるのであれば視線を合わせ，うなずきなどの手法も重要です．また，決して途中で否定したりせず話を最後までよく聴くことから始まります．

　クレームに対処することでクレームを言った患者さんの満足を高め，さらには今後同じようなことが他の患者さんに起こらないように何らかの対策を練ることができるのです．クレームを言ってくれた患者さんには感謝しなければいけませんね．

　以下コミュニケーションを効果的に行う第一段階，"**相手の存在を受け止める聴き方の5カ条**"を示します．後輩指導の場面でも使用できますので参考にしてください．

❶相手の言った言葉を繰り返す
❷集中的傾聴（話題，視線，姿勢，声のトーンを合わせる）
❸途中で否定しない（面白いね，考えたね，いいよね，などの声をかける）
❹うながす（それで？ それから？ 他には？ その話もう少し聴かせて？ など）
❺うなずく，相槌を打つ

2) クレームへの対処法～怒っている患者さんへの対応～

クレーム発生状況

　2時間以上待たされている患者さんが受付の看護師に抗議．看護師から，「もうこんな病院には来ない，と患者さんが帰ろうとしていますが」との報告が．家族も含め憤慨してその後診察室へ「2時間も待ったよ！」と入室．医師は，少しびくびくしながらこっちだって忙しい！といった態度で「今日はどうしたの」と医療面接を開始した．

どうでしょうか？　いろいろなクレームがありますが，待ち時間に対するクレームが最も多いクレームの1つです．一般的に怒っている患者さんには落ち着いて対応し，恐れてはいけません．どこかに責任を押し付けるのももってのほかです．患者さんは本当に怒っているのではなく，医師の対応を確かめているのです．まずは患者さんに時間を与え，**怒りをすべて表出してもらってください**．怒っている理由が今回のように明らかであればその理由を聞く必要はありませんが，そうでなければ必ずその理由を確かめてください．そして，必ず**初めに"謝罪"ありきです**．「申し訳ございません」とまずは頭を下げ，あなたがその怒りを理解していることを伝えましょう．また，前述したように「相手の言葉を繰り返す」も忘れてはいけません．上記例では，「そうですか，2時間もお待たせしてしまったのですね．お持たせして申し訳ございませんでした．」から始まります．

　このクレームによって今後の対策を立てるとすれば，受付時におおよその待ち時間を知らせ，途中さらに待ち時間が延びたのならその都度知らせたり，案内表示を出したり等，病院のシステム改善を行うこともできます．

　いずれにしてもその後しっかりと患者さんの診療を行い，病状説明を行い，最後には笑顔でお帰りいただけるようがんばってください．そういえばこの前ディズニーランドで3時間待ちましたが最後は笑顔で帰ったのを思い出しました．

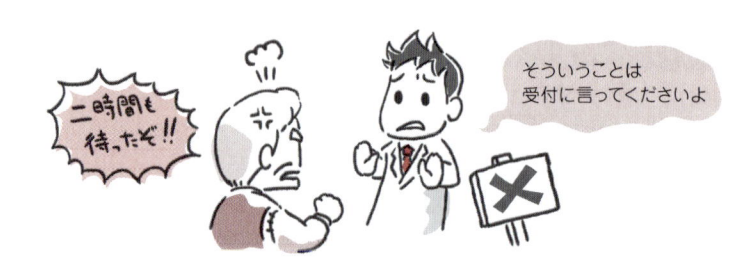

ここで一言 "例え医師に落ち度がなく患者さんが間違っていると感じても，**まずは謝罪します**"

3）クレームへの対処法〜患者さんがすべて正しい〜

> **クレーム発生状況**
>
> 患者さんの予約は午後3時XX先生．XX先生が急遽出張で外来診察できず，OO先生へ変更．1週間前に受付のクラークが自宅へ電話し，医師が変更になることを留守番電話に言付．患者さんは当日，そのことを，知らずにいつも診てもらっているXX先生に診てもらえると来院するも，OO先生に変更になっていることを知り医師に激怒．医師は「留守番電話に入れましたが」の一辺倒．

サービス業では「お客さまがすべて正しい」は古くからの決まり文句だそうです．われわれ医療の現場はサービス業としての側面もあります．病状にかかわること以外で，サービス業としての対応が必要な場面では，決して患者さんが間違っていることを患者さんに指摘してはいけません．例え医療者側が間違っていないと考えても，あくまで患者さん中心です．

今回のケースでは「そうでしたか．直接お話してお伝えできず申し訳ございませんでした」と必ず謝罪ありきです．

以上，今までの「怒っている（クレームを言っている）患者さんへの対応」をまとめると以下のようになります．

- すべての怒りを表出してもらう〜うなずきなどのテクニックを使う〜
- 同じ言葉を繰り返す〜傾聴〜
- すぐに謝罪
- 決して責任を他に押し付けない
- 患者さんがすべて正しい

クレームを言ってくれた患者さんへの感謝も忘れてはいけません．クレームに対応することでその患者さんの満足度を上げ，さらにその後そのクレームに対する対策を練ることで他の患者さんからの同様のクレーム発生のリスク軽減にもなるのですから．

4）誰かが失敗したときの叱り方

> **クレーム発生状況**
> 医師が看護師を，まわりに聞こえるように怒鳴りつけていた．

　日常診療を行っていくなかでメディカルスタッフの方も含め，他者の失敗に気付いたときどのように注意していますか？ 相手を叱る，注意することは非常に難しいですよね．研修医の皆さんが後輩や医学生に教えるときも同様です．以前コーチングの講習を受けて学んだ叱り方の基

Column

真の屋根瓦式教育：子曰く，由，女に之を知るを誨えんか
<small>しいわ　ゆう　なんじ　これ　し　おし</small>

　米国の臨床研修制度はよく"屋根瓦式"と言われます．例えば内科であれば卒後3年間の総合内科研修がありますが，病棟研修では学生1人，1年目研修医（インターン）1人，上級研修医（2〜3年目）1人，指導医1人の4人のチームで研修することが多いです．ここではインターンは学生を，上級研修医はインターンと学生を，指導医は研修医および学生を，それぞれ指導する様を例えて"屋根瓦"と言っています．

　ただ，これは上が下を教えるといった一方向ではありません．例えば上級医のとき医学生およびインターンに課題を与え翌日発表してもらう，ということは日常行われていました．時には上級医がわからなかった問題点を一緒にコンピューターで検索して調べることもありました．知らないことは恥ではない，上級医・下級医にかかわらず知らないことは「わからない」と言って一緒に切磋琢磨することが重要だということを学びました．もちろん研修医に負けないように勉強しますが…．また，指導することで自分がわかっていないことに気付くこともあります．

　タイトルに挙げた「論語」の言葉ですが，"知っていることは知っているとし，知らないことは正直に知らないと言える．それが本当に『知る』ということだ．自分の知識の限界を自分で知っていて，まだまだ努力が必要なことも知っている"ということです．

　自分が「不勉強」と思われるのではないか，と不安もありますが，見栄を張って知ったかぶりせず，一緒に患者さんケアの向上につながるようがんばっています．

<small>でも研修医には負けたくないので勉強します．</small>

92　研修医になったら必ず読んでください．

本が役に立つのでご紹介します．

　叱るときは，「どうしてあなたは〜しなかったの！」と WHY YOU NOT の言葉で始めてはいけません．**過去＋否定質問**は最も危険です．同様に「どうしてあなたは〜なの！」と WHY YOU の質問も危険です．叱られた側は自己防衛的になり言い訳や自分がしたことの正当化へ走り，指導者が指導できなくなってしまいます．相手にマイナスの質問をするときは，「どうしてあなたは〜しなかったの？」の過去＋否定質問ではなく，「どうして，患者さんは怒ったの？」と **WHY を YOU 以外の人につけたり**，「どうしてクレームは起こったの？」と **WHY を YOU ではなく問題の起こった物事や出来事につける**ことにより効果的な指導ができるようになります．失敗を今後に活かすことが重要なのです．手順を以下に示します．

> ❶ 本当はどうしたかったの？（誰も失敗をしたくてしている訳ではない）
> ❷ 実際には何が起こったの？（現状を明確に引き出す）
> ❸ その原因は何だったの？（現状を明確に引き出す）
> ❹ このことからあなたが学んだことは何？（それを次にどう活かす）

　「ポジティブフィードバックはみんなの前で，ネガティブフィードバックは個室でその個人だけに」の基本も守りましょう．皆の前でネガティブフィードバックをされると，叱られた側は自己防衛的になり言い訳や自分がしたことの正当化に走り，受け入れることができなくなってしまいます．その逆にポジティブフィードバックは皆の前です．例えば夜勤でお世話になった看護師さんに「昨日は大変だったね，ありがとうございました！」と，朝のカンファレンス前に多くのスタッフの前で夜勤明けの看護師を労うことで，その日の仕事が円滑に進みますよ！

5）泣いている患者さんへの対応

　癌やその他の病気の告知，患者さんが今まで誰にも話せなかった問題などを表出したときなど，悲しみがわっと出て診療中（あるいは病状説明中）に患者さんが泣き出してしまったことはありませんか？　こんな

とき以下の対応はどうでしょうか.

> **クレーム発生状況**
> 医師は今までと変わらずコンピューター上の診療録を凝視して，次の患者さんも待っているのでときおり時計に目をやって，患者さんが話を終わる前に遮り，「心配ありませんから」と言いました．

いけませんね．コミュニケーションの基本である，アイコンタクト，うなずき，共感を表現せずコンピューターをずっと見ているのもいけませんが，そればかりでなく，患者さんが悲しみを十分表出し，それに対処するための十分な時間を与えていません．

こんなときまずは，**すべての感情を出してもらうのに十分な時間を与えましょう**．患者さんが泣いている間，静かに待ち，診察室にあるティッシュをそっと差し出してあげます（悲しい内容，ショックな内容を病状説明するときには必ず部屋にティッシュを用意しておく！）．その間，患者さんは医師の表情も観察しており，**共感する表情で適度なアイコンタクトを保ち**，"うなずき"など理解している表情を示すようにします．もちろんコンピューター画面を見ているなんて言語道断です．悲しみを十分表出し終わってから一呼吸おき患者さんの肩や腕にそっと手をおいて，患者さんに共感し「他に心配なことはございますか？」と話します．時間をたっぷりとってください．時計を見たり，決して急いでいる素振りをとってはいけません．患者さんの泣く時間は限られています．このようにしっかり対応しておけば，その後さらに必要な医療面接・診察を続けることができます．

"悲しみにある患者さんに共感し，患者さんに十分な時間を与えましょう"

6）心配している患者さんへの対応

自分が患者となって初めて気付きましたが，X線の結果1つにしても心配になるものです．以下実際のクレームの発生状況です．

> **クレーム発生状況**
>
> 70歳男性，近医からの紹介状には"「肺癌精査願い」，単純X線にて異常陰影"とあります．患者さんは来院するも「もう検査は怖いから，おれは癌だからいいや」とさらなる検査を拒否しています．研修医は「癌かもしれないので検査を早くやった方がいいと思うけどね」と言いました．

どこがいけなかったでしょうか．以下2点に注目してみたいと思います．

- 何が心配あるいは怖いのか具体的に聞き出していない
- 心配事に対する説明をしていない

それでは心配している患者さんへの対処のポイントについてお伝えします．

患者さんは心配や不安で治療を拒否することもあります．何か心配事はあるか，心配がある場合，具体的に何がどう心配なのか明らかにしましょう．心配事を明らかにしたら十分な説明を行い安心してもらうことが大切です．上記患者さんは近医にて「癌であるかもしれないので精密検査をしましょう」と説明を受け"自分は癌である"と思い込み，癌＝死という恐怖心を抱いていました．さらに検査時の苦痛など今後の評価・治療に関しても不安を抱いたとのことでした．このような事例は日常診療でよく経験されることで，可能性は低いけれども医師が何気なく言った診断名が患者さんの頭の中で一人歩きすることがよくあります．「念のために〜〜（例：HIV，HCV）の検査をしましょうね」と言ったつもりでも，HIV陽性で自分はAIDSじゃないか，HCV陽性で自分は肝硬変・肝癌になるのだ，といったように不安を強く抱き，ひどい場合には自殺してしまう怖い症例もあるようです．

上記患者さんでは，まずX線異常陰影だからといって癌であると決まったわけではなく，ほとんどの場合心配ない，と安心いただきましょう．さらに付け加えて，「精密検査をして例え癌が見つかったとしても早期発見できれば治療も十分行え，完治する可能性が高いので早く必要

3. 診療コミュニケーションの基本とコツ 95

な検査を行いましょう」といった説明を行う必要もあります．

このように，**何が心配なのか明らかにし，具体的な問題を一つ一つ解決する**ことが重要なのです．そうすれば治療に同意いただけることもあります．

7）難聴のある患者さんへの対応

ご高齢の患者さんを診察することも多くなりました．ある小柄で童顔の女性研修医が病棟で非常に低い声で患者さんとお話ししていたときはびっくりしました．研修医は以下のような難聴の患者さんでも聞き取れるように工夫されていたのですね．

こんな場面はどうでしょう．

> **クレーム発生状況**
>
> 研修医が75歳男性をマスクをつけながら診察しています．いつものようにコンピューター画面の診療録に顔を向けながら医療面接を続けていますが，質問に対する返答が悪いようです．隣にいる家族が一言「耳が少し遠くてすみません」と言いました．

どこがいけなかったでしょうか．以下2点に注目してみたいと思います．

- 患者さんの正面を向かずコンピューター画面を見てアイコンタクトもせず，ジェスチャーがない
- マスクをつけており唇の動きがわからない

それでは難聴のある患者さんへの対処のポイントについてお伝えします．

まず，患者さんの正面に座りましょう．あなたの唇の動きや表情・ジェスチャーを見て患者さんは難聴による言葉の理解を補います．同じ音量でも患者さんの後ろから話すと理解はかなり落ちます．また，雑音が極力少ない静かな部屋で，ドアを閉めて，ゆっくりとはっきりとした，少し低音の声で話しましょう．そして，口をマスクなどで覆ってはいけません．感染症の危険などの理由がない限りマスクをはずしてください．

大げさなぐらいジェスチャーも使いましょう．もし片側のみ難聴があれば難聴のない耳側の方に近く座ってあげるのもいいかもしれません．

"難聴患者さんでは，患者さんの正面を向く，言葉を補う唇の動き，ジェスチャー，騒音対策などが重要です"

8）患者さんの身体に触れるときは必ず説明をすること！

クレーム発生状況

腓骨骨折をした35歳女性．初めてのギプス生活．軽快しギプスカットのため来院．ベッドに横になってギプスカットを行っていたため，患者さんからは見えない．カッターのすごい音で不安と恐怖で足を動かすと医師に冷たく「危ないから足を動かさないで，絶対切れないから」と言われました．

どこがいけなかったでしょうか．以下の2点に注目してみたいと思います．

- 患者さんの身体に触れる前の事前の説明がない
- 患者さんに「カッターで足が切れてしまう」と不安を与えてしまっている

それではどのように対処すればよかったのでしょうか．まずはカッターの安全性および大きな音について，カットを行う前に説明するようにしましょう．切れるときの角度，はさみを入れるときも先が丸いから問題ないことも事前に説明しましょう．その後，何カ月もギプスで汚れてしまった足を暖かいタオルできれいに拭き「〜カ月大変だったけどよくがんばりましたね，よかったですね」と声をかけるなど，患者さんの立場に立った思いやりのある対応が必要です．

これはギプスカッターに限ったことではありません．どのような手技でも事前の説明が非常に重要です．例えば，注射前のアルコール綿消毒を行う際「少し冷たいですが消毒ですので」の一言や，手技を行う前の位置決めのためペンで身体に"しるし"をつけるときも「今からペンでしるしをつけます．これは針ではないので心配ありませんからね」等，

診察・検査・治療など場合を問わず患者さんの身体に触れるときは事前に説明を行うようにしましょう．

"診察・検査・治療問わず患者さんの身体に触れるときは
　事前に説明を行うこと"

9）もっとも魅力的な響きは自分自身の名前の響きである

クレーム発生状況

「通常の読みをしない名前ですが，呼び出しのとき，名前を間違って呼ばれます．」

　患者さんへの配慮不足です．名前を呼ぶときは患者さんを一人一人尊重するという意味でも細心の注意を払うべきです．

　名前を間違えないようにどのような対策ができるでしょうか？ 2つのポイントがあります．まず病院のシステムとして，間違いやすい名前をもつ患者さんの診療録には名前にふりがなを振るようにすることで間違いを防ぐことができます．もう1つは，名前を間違えることは患者さんに非常に失礼にあたるということを医師が認識し，最大限の注意を払うことです．もし間違ってしまった場合には診察前に低姿勢で謝罪するようにしましょう．「よく間違われるんですよ」と笑顔で言っていても内心怒っているかもしれません．ホテルのルームサービスに電話したとき「〜〜様」と名前で呼ばれたら嬉しくないですか？

"患者さんの名前を間違えない！"

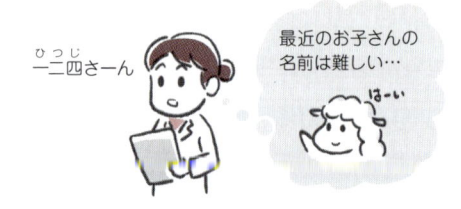

ひつじ
一二四さーん

最近のお子さんの
名前は難しい…

はーい

10）エレベーターの中で医師同士が患者さんのことを大きな声で話している！

> **クレーム発生状況**
> 病院のエレベーターの中．研修医が昨日の当直でみた患者さんのことをディスカッションしていて，その話を聞いた患者さんからクレーム発生．

　どうでしょうか．エレベーターで患者さんの個人情報を話しており医師の守秘義務違反です．患者さんのプライバシーに配慮して決してエレベーター内など，他の患者さんが立ち合う場でディスカッションすることのないようにしましょう．これは病院内に限らず仕事が終わってから行く居酒屋でも同じです．決して"酒のネタ"に患者さんの情報を話すことはないように細心の注意を払いましょう．ご家族や関係者が隣で食事をしているかもしれませんよ．

11）身だしなみの注意

> **クレーム発生状況**
> 「医者が茶髪，金のネックレス，どうにかしてください．身なりを整えた方がよいのでは．」

　患者さんからのクレームは大きく分けて
❶言葉使いの問題
❷態度や身だしなみの問題
❸配慮や心遣い不足
❹連絡や引継ぎの不備
❺設備や院内環境についてのクレーム

などが挙げられます．ここで❷の態度や身だしなみの問題は少し気にかけておけば改善できることが多くあります．身だしなみと服装は派手すぎず，職場への調和を配慮し控えめを心がけましょう．また，清潔が第一です．患者さんに不快感やだらしない感じを抱かせないようにしましょ

う，それだけで信頼を失いかねません．具体的なチェックポイントが前熊本大学教授木川先生から紹介されていますので参考にしてください[1]．

身だしなみチェックポイント

- **全体の印象**：清潔．不快感やだらしない感じがない．
- **白衣**：清潔．汚れがない．特に襟や袖口に注意．ボタンをかけ，名札の着用．ポケットの中身のチェック．
- **服装**：白衣の下の着衣に注意．派手な遊び着，ラフな格好，ジーンズなどは不可．
- **化粧**：けばけばしい口紅やアイシャドーは不可．
- **アクセサリー**：イヤリング，ネックレスは派手すぎないもの．
- **整髪料・香水**：著しく香りの強いものは不可．
- **髪型頭髪**：ぼさぼさや著しい着色は不可．抵抗感のない程度に．
- **ひげ**：不精ひげや手入れされていない汚いひげは不可．
- **口臭**：不快でないこと．体臭にも気を付ける．
- **爪**：清潔．伸びていないこと．マニキュアをしていないか，あるいは派手でないもの．
- **ストッキング，靴下**：汚れていない．派手でない．
- **履物**：清潔．足にフィット．音のしないもの．スリッパ等の場合には針刺し予防という観点からも足の露出のないフルカバーのものを使用．

文献1より引用

Column

夜中の足音要注意！

　医学生時代，友人が入院しました．何度か病室に訪れましたが，軽快してきたころ友人が教えてくれた貴重な体験です．重症で苦しみ，吐き気の症状を我慢してベッドに横たわっている間，昼夜問わず静かな病院の中で最も気になったのが足音だそうです．女性はハイヒールを避け，男性であれば音のしない革靴など，ささいなことではありますが，患者さんを不快にすることもありますので音のしない靴を履きましょう．

　また深夜の回診時などは極力足音をたてないように病室の廊下を歩くのも最低限の患者さんへの配慮だと思います．以上どうか日々の実践してみてください．

4 コミュニケーションで大事なこと

1) 言葉以上に重要なものとは

　毎日の忙しい診療のなか，自分は伝えたつもりでも患者さんには理解されず大事なことが伝わっていなかった，という経験はありませんか？ それは患者さんの理解できない医学用語の羅列など言語が原因であったり，視線や声のトーンが合わなかったなどの非言語の問題であったり，原因はさまざまです．「何を言ったか」ではなく「何が伝わったか？ どう受け止められたか」が重要なのです．

　メラビアンの実験では，コミュニケーションに影響するもの（人が人を判断するとき）としてVerbal（言語）も重要ですが，Non-verbal（非言語）もより重要である場合があることを示しています．われわれは存在すべてで人とかかわっており，コミュニケーションは私たちの在り方すべてに影響されて伝わっていくということを肝に銘じ診療を行うと，患者さんとのコミュニケーションもスムーズになっていくと思います．

2) コミュニケーションエラーを防ぐために

　なぜ患者さんは医師を訴えるのでしょうか．米国では，誤診（癌，心筋梗塞，骨折）や投薬ミスに対する訴訟において最も高い賠償金が支払われているそうです．ここで，筆者が研修を行ったハワイ州での訴訟ケースの特徴を4つご紹介します．

- **不適切な治療・処置**（訴訟全体の30%）：特に手術，救急処置，術後モニター，出産後，出産前ケア，精神病評価にて
- **誤診あるいは診断の遅れ**（訴訟全体の28%）：特に癌（乳＞大腸＞メラノーマ＞肺＞直腸）
- **その他**（訴訟全体の25%）：インフォームドコンセント，監督ミス，性的な問題，適切な検査を怠る，検査結果を伝えなかったなど
- **薬剤に関するもの**（訴訟全体の13%）：処方・投薬ミス，薬剤モニターミス，投薬開始の同意をもらっていないなど

訴訟になる背景，その理由を紹介しましたが，誤診があったからといって必ず訴訟になるわけではありません．訴訟になるケースの特徴としてミスコミュニケーション，コミュニケーションのエラーが重要な要因であることがわかっています．以下に挙げる特徴は特に訴訟ケースで見受けられるコミュニケーションエラーですので参考にしてください．

- 医師が患者さんに重要な情報を言い忘れる
- 医師が患者さんに伝えたつもりの情報・指示が患者さんには理解されていない，あるいは，受け入れられていない
- 重要な患者情報がコンサルト医に伝えられていない

以上のことからミスコミュニケーション，コミュニケーションのエラーを防ぐために以下の注意が必要であると考えられています．

- 解決されていない問題点をその後の診療でしっかりとモニター・フォローする
- 患者さんの訴えを決して無視しない
- 検査結果はわかり次第，ただちに患者さんに伝える
- 他のコンサルト医などと十分な情報交換をする
- 必ず患者さんの電話にはしっかりと答える
- 患者さんに以下の教育をする
  ・服用薬について
  ・手術，検査について
  ・医師の指示に従い，何か問題があれば報告し，再診に来るよう伝える
- 診察の最後に「何か質問はありますか？」と必ず聞く

上記に細心の注意を払いコミュニケーションエラーをできるかぎりなくし，よりよい患者医師関係の構築に役立てば幸いです．

❺ 外来研修を始める前に必ず読んでください！

1) 1人1人が真剣勝負

　外来診療は1人1人が真剣勝負です．短時間で必要な情報を得る必要があり，効果的なコミュニケーション能力が必要になります．外来におけるコミュニケーションの「究極の目的」は

❶限られた時間にできるだけ多くの情報を入手し
❷それに基づいて的確かつ有益な診断や治療計画を達成し
❸計画を患者さんと共有する

ことです．言い換えると「的確に患者さんの状態を把握し，問題点を抽出して順位付けし，目標を設定，共有し，目標達成のために患者さんとともに歩む」ということだと思います．今までお伝えしてきたコミュニケーション技法は，この「究極の目的」を達成することによって初めて意味をもちます．

　筆者も研修医の外来を日常指導していますが，以下のポイントを指導するようにしています．

外来研修のポイント

- 診療時間感覚をもって予習する
- 具体的な予習項目を理解する
- 診療中の時間感覚，患者さんとの位置関係，診療録の書き方
- 患者さんは迎えに行こう
- 医師としてより人間としての決まりごと⇒自己紹介，名前の確認，挨拶
- 患者さんを主体とした医療面接
- コミュニケーション法
- 相槌の打ち方，話のつなぎ方
- Open questions
- Closed questions

- A&P（アセスメント＆プラン）における患者さんとのコミュニケーション上の注意点
- 診療の終わりに当たっての注意点
- 復習とフォローアップ

以上を踏まえて解説していきたいと思います．

2）予習で外来の6割は終わっています！

外来研修のポイントの初めの2つは実際の患者さんを診る前，できれば最低でも前日には済ませておきたい「予習」についてです．予習の重要性はいくら強調してもしすぎるということはありません．具体的な「予習」内容について以下に列記します．

- 検査結果，病理レポート，画像の読影レポートの準備，解釈，今後の検査および治療予定の決定
- 疾患，使用薬剤合併症，検査や治療に関する論文，エビデンスのチェック
- ルーチン検査の入力の確認
- 検査データの経時的フォローと将来の外来予定日の確認
- コンサルトノートや紹介状のあらかじめの記入

実際，検査結果確認のために会社を休んで来た患者さんに「検査結果はまだです」と患者さんの大事な時間を奪ってしまったことはありませんか？ 予習を行うことで，検査結果，画像結果が予定外来までには間に合わないことが判明したら，前日までに患者さんに連絡して外来の日をずらす，などの対策をとることができます．また，指導医と相談するなど結果を踏まえてのaction planをあらかじめ立てておくこと，あるいは，せめてaction planの選択肢を3～4つまで絞り込んでおくこともできます．さらに，読影依頼，コンサルト等，他科の先生を巻き込むような業務は特にその先生にあらかじめ一本連絡を入れたり，直接出向いてお願いするなどの工夫を行うことで，当日の時間短縮・早期診断治療にもつながります．

その他外来前日から当日に注意することを以下に示します．

- 可能なら当直は外来前日に入れない
- 大きな処置や手術は外来前日に入れない
- 外来当日は化学療法その他の治療の初日とはしない
- 入院患者回診は当日は6〜8時など，早朝に済ませるようにする

多くの人数を短時間で的確に診察していかなくてはなりません．

以上のようにして，体力的，精神的，時間的に余裕をもっておくようにしましょう．

これだけ用意すれば当日怖くありませんね！

3）診察中も診療時間感覚をもて！

予習を終えいよいよ外来当日です．半日で30人．ぞっとしてはいけません．

外来前日に外来患者数を再確認し，1人当たりの診療時間をあらかじめ計算しておくとよいでしょう．筆者の外来診療の場合，診療枠は9時から14時30分まで30分刻みに（途中1時間の昼休みを挟んで）10ありますので，もし当日の予定患者数が30人分となると，単純計算*で入退室含めて患者さん1人当たり10分の診察時間となります．もちろん新患患者さんでは時間がかかりますのでうまく合わせます．

*再来患者1人にかけられる時間＝一枠あたりの時間÷（予定患者数÷外来での枠数）

診療中は外来の机に置時計を置くといいでしょう．My置時計です．あるいは患者さんの対面と医師の対面にそれぞれ壁掛け時計を置くという方法もあります．1点，注意してほしいのは時間を見ているのを患者さんに悟られないようにすることです．患者さんや診療録を見る目線の先に時計があるとベストです．弁護士事務所ではクライアントが弁護士と面談する際，卓上にさりげなく置時計が置いてあります．もちろん医師と違って弁護士は時間＝費用の世界なためこのような方法がとられているわけですが，参考にできます．予習の際に割り出した大体の患者さ

3．診療コミュニケーションの基本とコツ　105

ん1人に費やす時間や新患診察時間を意識します．1人1人の患者さんの診察を開始する前に，My置時計を見ながら医療面接に何分，診察に何分，計画共有までに何分，と診療の流れを意識しなおすのです．My置時計はOpen question後の待ち時間の計測や，脈拍の計測にも使えます．

　もちろん個々の患者さんに対して診療録書き，検査データの呼び出しやオーダーのための時間も必要となりますし，新患患者さん，紹介患者さんを何人診ることになるかという点も未知数ですので，ある程度「遅れ」は覚悟しなくてはなりません．そこで遅れを取り戻す「クッション時間」も必要となります．筆者は1時間，すなわち12時から13時の間の「昼休み」を，新患診察その他で生じた遅れを取り戻す時間に当てています．バナナなどの血糖を比較的すぐに上げられる「昼食」をとりながら取り組むこともあります．もちろん外来日当日の朝食もしっかりとっておく必要があります．

　以上，マラソンみたいですが栄養補給を行いながら1日の「外来真剣勝負」に挑んでください！

4）待合室まで迎えに行こう〜椅子の勧め〜！

　新患も再来も，患者さんは皆さんさまざまな不安を抱えて病院に来られています．そんななかでは外来医師の存在自体も緊張の種です．診察室に入る前の気持ちは，言ってみれば，転入生として新しい教室に初め

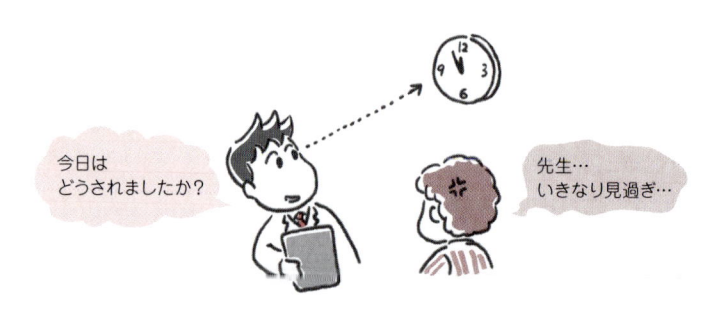

て入るときのような感覚，新入社員が扉の閉まった社長室に入るときのような感覚です．

こちらから患者さんを迎えに行けば，そのような患者さんの心理的な抵抗を少しでも軽減できるし，歩行異常，転倒リスク，付き添いの介助振りなどをチェックすることもできます．「迎えに行く」という行為は，実は外来診療コミュニケーションにおける究極の目的である，

- 限られた時間にできるだけ多くの情報を入手し
- それに基づいて的確かつ有益な診断や治療計画を達成し
- 計画を患者さんと共有する

ことを達成するためのロジカルなツールなのです．

優秀な社長はなぜ社長室のドアを開けっぱなしにしておくのか，ということと共通です．

その後「こちらにおかけください」と患者さんに椅子を勧めてはいる

Column

感情労働を患者さんにさせてはいけません！

「肉体労働」は身体を使う労働ですが，昨今サービス業の世界で「感情労働」が問題になっています．「感情労働」とは，人相手の仕事で，自分の感情とその表現をコントロールして相手の感情を調節することであり，いわゆる"気を遣う労働"のことを指します．「感情労働」はサービス業で特に要求されますが必ずしも労働として認識されておらず，心身への負担に見合う賃金が支払われないことも少なくありません．

日常診療していて「診てやってるんだ」といった感情が強く出てしまう先生をときどき見かけます．繰り返す当直，当直明けも遅くまで続く勤務など，劣悪な労働環境で「肉体労働」を強いられ，「感情労働」を忘れがちになってはいないでしょうか．これでは逆に患者さんの方が医師に悪く思われないように気を遣い「感情労働」を強いられてしまいます．われわれはプロなのですから，いくら忙しくても苦しんでいる患者さんに対して最低限の感情のコントロールは行うべきです．それが例え演技であっても．

外来の患者さんに「先生の笑顔を見るとホッとします」「先生のお顔を見ると元気が出てきます」と言われるといい気分になるのは私だけでしょうか．**営業スマイル**でいいのです．ぜひ実行してください．

と思いますが，付き添いの家族はどうでしょうか．付き添ってきた家族がいる場合，介護疲れ，または患者さんよりも不安で眠れず疲労困憊しているかもしれません．医師に気を遣って座れずにいる家族もいます．患者さんだけでなく家族も気遣ってください．椅子が足りなければ「今椅子を持ってまいりますのでお待ちください」と椅子を用意するようにしましょう．

　実は毎回迎えに行くことで私のメタボ防止にもなっています！
　明日から実践してみてください．

5）EBM（Etiquette Based Medicine）の実行
〜エチケットに基づく医療〜

　EBMと聞いて技術者としての側面のEvidence Based Medicineを思い浮かべましたか？本稿の最初でもお伝えしましたが，芸術家としての役割も忘れてはいけません．

　患者さんの医師に対するクレームでは，患者さんの訴えに共感してもらえていないと感じることとは無関係な「先生はコンピューターの画面ばかり見ていた」などのマナー不足による不服が多いそうです．

　医学教育や卒後研修では，臨床医の共感，好奇心，思いやりを育成しようとする試みは存在しますが，医師と患者関係でよいマナーを系統的に教える"エチケットに基づく医療"に重点を置いた教育はないに等しいと思います．元ハーバード大学精神科カーン医師が推奨する，入院する患者さんの満足度を上げるためのエチケットチェックリスト[5]を以下に示します．

- 入室の許可を求め，返事を待つ
- IDバッジを見せながら自己紹介をする
- 握手をする
- 腰を下ろす（病棟での場合．適切な場合笑顔で）
- チームにおける自分の役割を簡単に説明する
- 入院していることについてどう感じているかを患者さんに尋ねる

このチェックリストは医師がどのように考えるかではなく，どのように行動するかについてのみを取り上げ，研修医がすぐに実践できるものです．上記握手に関しては挨拶としては日本ではあまりなじまないので少し会釈をする程度でいいと思います．外来初診時や病棟回診時には，私も意識してバッジを見せながら自己紹介を行い，病棟ではベッドサイドで腰を下ろして患者さんの目線で話をするよう心がけています．

6）相槌の打ち方，話のつなぎ方⇒「ね」の効用

　もう少しコミュニケーション技法について学んでみましょう．コミュニケーション技法の真髄は相手を認めることであり，具体的にはNaming/Understanding/Respect/Supportに留意します．以下簡単に紹介しますと，

> ❶ Naming：感情的な問題を明確にする
> ❷ Understanding：理解を示す
> ❸ Respect：相手に敬意を払う
> ❹ Support：共感，援助

　で，具体的には❶は「不安なのですね」，❷は「あなたの状況はよくわかります」，❸は「よく決心しましたね，本当に大変でしたね」，❹は「一緒にやっていきましょう，連絡してください」などがあります．

　また「ね」を使いこなすことも有効です．患者さんの感情の発露を感じたら，それを言葉で患者さんに伝えるのです．具体的には「ね」で終わる言葉をかけてみてください．言葉にしてみると，それに従って自分の気持ちが患者さんとの次のコミュニケーションに続いていく姿勢になっていることが実感できると思います．

- さぞ不安だったでしょうね．
- それは大変でしたね．
- 心配でしたね．

　ぜひ実践してみてください．

7）情報収集：Open questionsで始めよう

　　ほとんどの患者さんは外来開始後60秒以内に話を終え，150秒以上話し続ける患者さんは1人もいなかったという報告[3]があります．他の報告[4]では約8割の患者さんは2分以内に話を終了し，98％の患者さんは5分未満で話し終えるとのことです．決して長い時間は必要ありません．「いかがですか？」などOpen questionを行い，患者さんに自由に語らせる十分な時間を与えてください．その方が患者さんの満足度とそれに伴う効果が期待できます．その後必要な「はい，いいえ」で答えることのできるClosed questionsに移行していきます．

　　Open questionの極意をまとめますと，

- 1〜2分間は自由に患者さんに話させる
- その間は黙っているか，相槌を打つか，共感的な言葉を発するか，先を促すかのみに留める
- 最後に患者さんが言ったことを簡単に要約する

ということになります．ここで技法的な点で注意することは，

- とにかく目を合わせること（アイコンタクト）！
- 座席位置は真正面ではなく斜め45°から90°ぐらいがちょうどいい
- コンピューターの操作は患者さんの前では最低限にすること！
- 血圧でも，診察でも，とにかく身体に触れること！

となります．
　ぜひ実践してみてください．

8）外来患者さんにまず最低1分はあげましょう

　　外来で人気のある先生はどの病院にもいらっしゃると思います．研修医のとき何度か人気のある先生の後ろについてその理由を確かめました．すると最も大事なことは患者さんの訴えに耳を傾けるということでした．

いくつかの研究で医療面接時に重要なことは，なぜ病院に来たか，どのような症状か，何が問題なのかなど，患者さんが訴えたい情報を聞く時間を十分にとることであることがわかっています．あたりまえだ，と思われる先生もおられるかもしれませんがどうでしょう．1分も待ち切れずに患者さんの訴えを遮っていませんか？米国医師会雑誌（JAMA）の報告[5]で，264人の医療面接を録音した調査では以下に挙げるように医師がいかに患者さんの話を十分に聞いていないかが明らかになりました．

❶患者さんが話し始めて平均23秒後に医師は話を中断する．
❷その中断は，患者さんが最も医師に伝えたい問題を話しているときに起こることが多く，全体の28％の患者さんしか，自らの病状をすべて話すことができなかった．

　23秒ですよ！驚きですね．外来開始後少なくとも1～2分は患者さんの時間として皆さんの口にテープを貼っておきましょう！その間は黙っている場合もありますが，必要であれば相槌を打つか，共感的な言葉を発するか，先を促したりすることもあります．1分といっても結構沈黙するには長いものですよ．1回計ってみてください．

9）最後は"他に何か心配なことはありませんか？"

　患者さんからのクレームばかり紹介しましたが喜びの言葉も多数寄せられております．1つ紹介させてください．

> 「他に何か心配なことはありますか？」との言葉は，病気がある患者さんに対する先生の優しさと診療への余裕が感じられ，この次もこの先生に診ていただきたいと思いました．

　いかがでしょうか？
　外来の最後の最後で新しい質問（問題点）が出てきても決して嫌な気分にならないでください．約20％，つまり5人に1人の患者さんにそのような可能性があるということを覚悟してください．また，最後に出てきた問題点が実は患者さんの受診の真の理由であることもあり，注意

が必要となります．患者さんの多くは医師に対して本当に相談したかったことを相談できなかったという経験をしていると言います．

　ですから診察の最後には必ず「他に心配なことはありませんか？」や「他にご質問はございませんか？」と今一度患者さんに質問のチャンスをあげましょう．**そして数秒時間を置いたら「次回の予約前でも何か心配なことがあればいつでもご連絡くださいね」でいきましょう！**

Column

うつ病スクリーニング～SIGECAPS～

　ストレスフルな社会にてうつ病患者さんは増えているようです．抑うつ気分がなくても，イライラや怒りっぽい，不安，睡眠障害，食欲低下など日常遭遇する症状が初期症状だったりします．日常外来で遭遇する慢性疾患をおもちの患者さんでは健常人よりうつ病の罹患率は高いと言われており，精神科じゃないから，というわけにはいきません．患者さんも精神科に行くほどではないから，と結構重症になるまで症状を軽視してしまう傾向もあります．さらに，自殺企図のある場合には精神科緊急症であり，ただちに心療内科・精神科の先生にコンサルトが必要になります．うつ病を疑ったときに抑うつ気分（気分の落ち込み）以外で重要な問診スクリーニング項目を以下に挙げます．各項目の頭文字をとった"SIGECAPS"を忘れないようにしましょう．

- **S**：Sleep（lack of sleep）
  睡眠障害の有無．例）早朝覚醒，中途覚醒，入眠困難，過眠の有無
- **I**：Interest（loss of interest）
  興味減退の有無．例）趣味であった～～をやめた
- **G**：Guilty or worthlessness
  罪悪感・無価値感の有無．例）自分を強く攻める，自分を無価値に感じる
- **E**：Energy（loss of energy）
  意欲・エネルギーの減退．例）毎日疲れる，やる気がわかない
- **C**：Concentration（loss of concentration）
  集中力の低下・欠如．例）集中できない，決心がつかない
- **A**：Appetite（Appetite disturbance or weight loss）
  食欲減退・過食・体重減少
- **P**：Psychomotor agitation/retardation
  精神運動興奮・遅滞・情動不安の有無．例）動作思考が鈍くなる，落ち着きがなくなる
- **S**：Suicide
  自殺企図の有無

研修医チェックリスト

- ☑ 優秀な医師は，高い診療技術をもつ技術者であり，患者さんに希望を提供する芸術家でもある
- ☑ 診療コミュニケーションの基本は，相手の存在を受け入れて聴くこと
- ☑ 患者さんが話したいことを話せるだけの時間と聞き方を心がける
- ☑ 「何を言ったか」ではなく「何が伝わったか」が重要．伝え方を工夫する
- ☑ 外来診療は短時間で的確に診察することが求められ，そのために予習がとても大切
- ☑ 最後は「他に何か心配なことはありませんか？」

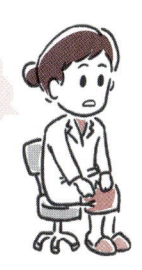

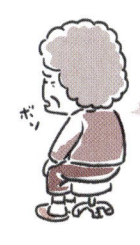

◆ 参考文献

1) 木川和彦：信頼される医師になるためのマナーの常識・非常識　患者さんに対するマナー1　基本的な社会人としてのマナー．研修医通信，10：10-11，2006
2) 「医療面接　根拠に基づいたアプローチ」(向原 圭/著，伴 信太朗/監)，文光堂，2006
3) Beckman HB, et al：The effect of physician behavior on the collection of data. Ann Intern Med, 101：692-696, 1984
4) Langewitz W, et al：Spontaneous talking time at start of consultation in outpatient clinic: cohort study. BMJ, 325：682-683, 2002
5) Kahn MW：Etiquette-Based Medicine. N Engl J Med, 358：1988-1989, 2008
6) Marvel MK, et al：Soliciting the patient's agenda：have we improved？ JAMA, 281：283-287, 1999

医者の不養生：時には息抜きを

　日本での大うつ病有病率は約6.5％（生涯では15人に1人）と思ったより高く，医師のうつ病と自殺は，実は一般より多いそうです．医学部や病院を含む医療施設が，医師のうつ病対策を講じることによって，これを改善することができる可能性があると，米国医学学会誌JAMA 2003年6月18日号に示されています．

　日常過度のストレス下に置かれるわれわれは自分自身の体調管理も重要で，うつ病の早期の症状を知っておく必要もあるでしょう．うつ病では，いわゆるうつ（気分の落ち込み）を呈する以外に全身症状（**表**）を呈することも多く，また1つ前のコラム「うつ病スクリーニング〜SIGECAPS〜」に示したようにさまざまな症状を呈します．特にイライラ，不安，睡眠障害（早朝覚醒や中途覚醒も含む）が初期症状としてみられることが多いそうで，そのような症状が出る前に休息をとることが重要です．しかし，出てしまった場合には休日や友人家族との時間を意識的にとって，身体と心をリフレッシュすることも重要です．特に初期研修医は日常，病院での仕事が多く，また社会人として第一歩を歩み始めたばかりでストレスも多いため，時に息抜きも重要です（3章-2，246ページコラム「リトリート（休養日）について」も参照）．実りある初期研修を行うためにも，ぜひ参考にしてください．

うつ病の身体症状	頻度（％）
口渇	38〜75
便秘・下痢	42〜76
悪心・嘔吐	9〜48
呼吸困難感	9〜77
心悸亢進	38〜59
頻尿	70
めまい・耳鳴り	27〜70
異常感覚	53〜68
頭痛・疼痛	25〜39
発汗	20
振戦	10〜30

文献1を参考に作成

◆ 参考文献

1) Sugahara H, et al : Somatic symptoms most often associated with depression in an urban hospital medical setting in Japan. psychiatry research, 128 : 305-311, 2004

第2章 研修医の臨床力を上げます

4 病歴聴取と診察の基本とコツ
診断に結びつく情報を効率よく得るために

徳田安春

❶ 病歴聴取と診察で8割

　病歴聴取と診察で8割の患者さんの診断ができます．初診外来や1～2次救急外来の患者さんのほとんどはありふれたcommon diseaseです．rare diseaseの診断ももちろん大切ですが，エキスパートとしてrare diseaseを真に診断できるのは，common diseaseを数千人以上で診てきた人たちなのです．腹痛の初診患者が受診したとき，病歴聴取や診察の前に腹部CT検査を行うような診療を行ってはなりません．すべての検査は適応があるときにのみ行われるべきです．検査はときどきミスリードし，落とし穴に落とすことさえあるのです．

　また，患者さんとの接し方も診断するうえで大事になってきます．2章–3「診察コミュニケーションの基本とコツ」も併せて読むことをお勧めします．

❷ 病歴聴取で聴くこと，わかること

1） 現病歴

　現病歴は病歴聴取のなかで最も重要です．患者さんの訴えを正確かつ詳細に聞き出します．患者さんはときどき医学用語を不正確に使用する場合があるので要注意です．例えば歩行が困難なときに「めまい」ということがあります．高齢の患者さんは方言を使用することがあるので，言葉の意味を確認することも重要です．沖縄の方言で「胸がファンファンする」というとき，急性冠症候群での胸部灼熱感が鑑別に挙がります．

● 時系列に聴く

　現病歴は時系列に聴きます．**最初に起こった症状が診断の鍵であることがあります**．「少しでも何か普段と違う症状が最初に出たのはいつで，どのような症状でしたか？」などと聴きます．例えば動眼神経麻痺で紹介された患者さんの病歴聴取で「最初に頭痛があった」ことが判明すれば，くも膜下出血であることがただちに診断されるのです．

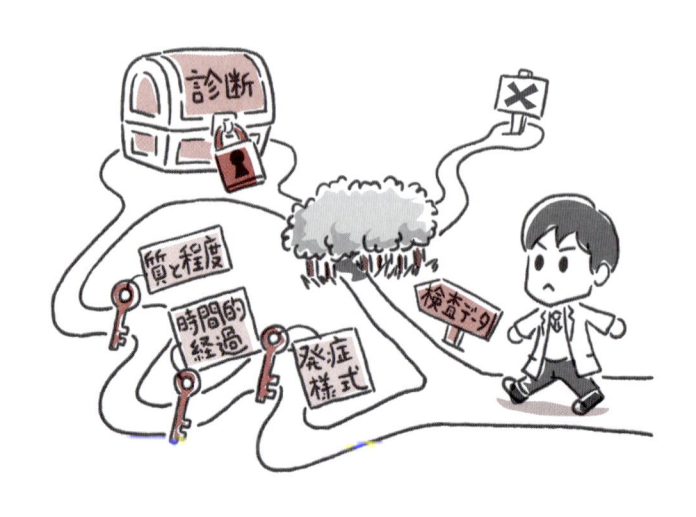

● **分析的に聴く**

症状は分析する必要があります．分析しない病歴聴取は予診でしかありません．分析をするためには**積極的網羅的に症状の詳細を聞き出す**必要があります．「痛み」のような代表的な症状の分析ツールとしてOPQRSTというネモニクス（英単語の頭文字を並べて思い出すチェックリスト）があります（下記）．

OPQRSTによる症状の分析

- O　Onset：発症様式（突発，急性，亜急性，慢性）
- P　Palliative/Provocative factors：寛解増悪因子
- Q　Quality/Quantity：質と程度（10分の？など）
- R　Region/Radiation：主要部位と放散部位
- S　associated Symptoms：随伴症状
- T　Time course：時間的経過

発症様式（Onset）については，分析的に病歴聴取することにより，突発，急性，亜急性，慢性に分けるようにします．「突発」とは，秒〜分単位で症状が最大となる発症様式であり，下記のメカニズムを考慮します．

「突発」の発症様式で考えるべきメカニズム

- やぶれる（穿孔，破裂など）
- 裂ける（解離など）
- 詰まる（塞栓，血栓閉塞など）
- ねじれる（捻転など）

症状の程度（Quantity）は重要です．痛みの場合では，「0〜10の11段階」で自覚症状の程度を記載すると症状の経過をモニタリングすることもできます．10分の10という症状は「人生で最悪」であり，重篤な疾患を示唆します．

随伴症状（associated Symptoms）では，自律神経が過剰興奮

表1	自律神経の過剰興奮による随伴症状
交感神経	・冷汗 ・蒼白な皮膚 ・冷たい皮膚
副交感神経	・悪心・嘔吐 ・尿便失禁 ・神経調節性失神

したときの随伴症状に気を付けます（**表1**）．特に，交感神経の過剰興奮状態のうち，「冷汗」は重篤な疾患を示唆します．また，交感神経の過剰興奮状態では，自律神経のバランスを維持しようとして，副交感神経の過剰興奮状態ももたらされます．

急性心筋梗塞の3主徴は，胸痛，冷汗，嘔吐です．このうち2つが，自律神経過剰興奮による随伴症状です．このことからも，随伴症状の重要性が理解できます．

時間的経過（Time course）では，持続的で増悪傾向である場合には重篤な疾患を示唆します．一方で，間歇的または軽快傾向である場合には重篤ではない疾患を示唆します．重篤な急性の腹痛で，代表的なものを，腹痛のスーパーレッド・4フラッグスとして下記に示します．これらはいずれも，持続的で増悪傾向の腹痛をきたします．

腹痛のスーパーレッド・4フラッグス

- 腹部大動脈瘤破裂・肝脾破裂
- 消化管穿孔・破裂
- 絞扼性腸閉塞・腸捻転
- 上腸間膜動脈血栓症・虚血性腸壊死

このような病歴聴取による症状の分析で，「突発」「最悪」「増悪」のいずれかがあれば，アラーム症状（レッドフラッグ症状）として対応します．

- **陽性および陰性の重要症状を聞き出す**

　英語ではPertinent Positive・Pertinent Negativeと呼びます．Pertinentは「適切に関連する」という意味です．ここでは，鑑別診断に「関連する」という意味です．例えば，風邪を疑ったら，周囲の流行の程度に加え（sick contact），風邪の3主徴である，鼻水，咽頭痛，咳の有無について聞き出すべきです．尿路感染症を疑ったら，頻尿，排尿痛，排尿困難，残尿感の有無について聞き出します．急性心筋梗塞を疑ったら，前述の胸痛，冷汗，嘔吐の有無について聞き出します．これらはPertinent Positive，つまり陽性所見となります．

　主要な疾患の主な症状についての知識を増やしておくことを勧めます．そのために症候学（symptomatology）を勉強しましょう．

2）既往歴

　既往歴は年度順（若年順）で聞き記載します．**アレルギー歴と手術歴には特に注意します**．例えば魚アレルギー歴がない人が，まぐろなどの魚摂取後にアナフィラキシーを起こした場合，アレルギーではなくヒスタミン中毒（scombroid fish poisoning）も考えます．腹部手術歴のある人が腸閉塞で来た場合，癒着性腸閉塞も考えます．ここで「も考えます」と表現したのは，他の原因，すなわち真のアナフィラキシーや別の原因の腸閉塞もありえるからです．だから臨床医学は不確定なもの（uncertainty）と言われるのです．

3）内服薬

　年配者には多剤服用が多くみられます．5種類以上の服用はpolypharmacyと呼び，薬剤の副作用（drug adverse events：DAE）のリスクが高くなります．**いかなる鑑別診断でも必ずDAEを含むようにします**．

　不明熱の原因でも薬剤熱は重要であり，頻度も多くなります．薬疹を伴わないことも多くあります．筆者は不明熱の鑑別診断では，下記のように，感染症の次に薬剤熱を考えるべきと主張しています．なぜなら，薬剤熱では薬剤中止後48時間以内に下熱することがほとんどであり，診

断にコストは不要だからです．膠原病（各種自己抗体検査）や悪性腫瘍（全身CTや上部下部内視鏡検査）のワークアップはコストがかかります．

不明熱の鑑別

1. 感染症
2. 薬剤熱
3. 膠原病（結合組織病）
4. 悪性腫瘍
5. その他

4）生活歴

　喫煙・飲酒は必須情報です．喫煙歴では，国際的によく使用されるPack-Yearsを使用するといいでしょう．これは「1日に吸う箱数×これまでの喫煙年数」で計算されます．1日2箱を20年間吸った人は40 Pack-Yearsとなります．**男性で40 Pack-Years，女性で30 Pack-Years**以上の人は慢性閉塞性肺疾患（chronic obstructive pulmonary disease：COPD）のリスクが高くなります．

　飲酒歴では，1日に飲む量に加え，酒の種類も聞き出します．エタノール濃度5.5％のビール350 mLでは，エタノール摂取量は15.4 gです．一方エタノール濃度30％の泡盛100 mLでは，エタノール摂取量は30 gです．酒の種類による通常のエタノール濃度を示します（下記）．**1日に160 g以上のエタノールを10年以上**飲み続けるとアルコール性肝硬変のリスクが高くなります．

酒の種類とアルコール（エタノール）濃度

- ビール　　5.5 %　（350 mLで15.4 g）
- 焼酎　　　25 %　（100 mLで25 g）
- ワイン　　15 %　（100 mLで15 g）
- 日本酒　　15 %　（100 mLで15 g）
- 泡盛　　　30 %　（100 mLで30 g）
- ウイスキー 40 %　（100 mLで40 g）　注：比較的販売量の多い銘柄を参考に作成

5）家族歴

若年者の鑑別診断では**家族の疾患の情報**は重要です．膠原病（関節リウマチや全身性エリテマトーデス）などは遺伝的に近い家族内発症者がいると発症リスクが上がります．不明熱にも，家族性地中海熱（日本でも報告例多数あり）などの遺伝性疾患があります．高齢者では，ケアプランの企画のために，**キーパーソンは誰か**ということが重要となります．家系図を記入して，キーパーソンとどのようなつながりかを確認しておくことは重要です．

6）性生活歴（sexual history）

若年者はもちろんのこと，**年配者でも性生活歴が重要**なことがあります．赤痢アメーバを発症した90歳代の男性患者がその後，ニューモシスチス肺炎をきたして，HIV感染症が証明された症例報告が多数あります．「人は見かけによらない」ということは，この病歴では特に言えます．男性同性愛者（men who have sex with men：MSM）は意外に多いです．原因不明の伝染性単核球症，アフタ性口内炎，カンジダ口内炎，不明熱，弱毒菌感染症，結核感染症，真菌感染症などではHIV感染の可能性を考えて，必ず性生活歴を聴きます．

7）システムレビュー（review of system：ROS）

前述の「陽性および陰性の重要症状」をさらに補完するチェックリストです．**特に高齢者で重要**です．また，入院のきっかけとなった病気以外の重要な症状を拾い上げることができます．尿路感染症で入院した患者さんに対して某研修医がROSをチェックしたところ，数年前からの両側難聴が見つかったことがありました．耳鏡で観察してみると耳垢塞栓が見つかり，ただちに治療を行ってみごと聴力の回復を得ました．好きだったラジオや音楽を楽しむことができるようになり，その患者さんが喜んで退院されたことは言うまでもありません．ROSのリスト（例：**表2**）は常に携行できるようにコピーしてポケットに持ち歩くといいでしょう．

表2　システムレビュー（review of system：ROS）

一般	ADL制限，体重の変化，食欲不振，疲労感，夜間の発汗，発熱，出血傾向
皮膚	発疹，痒み，光線過敏
頭	めまい，失神，頭痛
目	視野障害，複視，黒点，羞明，涙，痛み
耳鼻咽喉	聴力低下，耳鳴り，嗅覚変化，鼻水，咽頭痛，嗄声，口内乾燥
胸	しこり，圧痛，腫脹，乳頭分泌
胸部	胸痛，圧迫感，呼吸困難，喘鳴，咳嗽，喀痰，動悸
末梢血管系	浮腫，チアノーゼ，間歇性跛行
消化管	嚥下困難，胸焼け，悪心，嘔吐，吐血，腹痛，腹部膨満感，便秘，下痢，血便
泌尿器	排尿困難，排尿時痛，血尿，夜間尿，膿尿，結石，失禁，インポテンツ，陰部痛
婦人科	月経の整・量・期間の異常，最終月経，妊娠の可能性，月経困難症，妊娠分娩数
内分泌	口渇，多飲，多汗，第二次性徴異常
筋骨格系	関節痛，筋肉痛，関節腫脹，関節可動域制限，腰背部痛，朝のこわばり
神経	失神，痙攣，振戦，筋力低下，異常感覚，記憶困難，構音障害，痺れ，歩行障害
精神	睡眠障害，意欲減退，異常知覚（幻覚，妄想）
薬物・アルコール	飲酒者に対してCAGEを聴き，4つのうち2つ以上陽性でアルコール依存症の疑い〔CAGE＝①cut down（断酒を試みた），②annoyed（飲酒を咎められたことあり），③guilty（罪悪感がある），④eye-opener（迎え酒）〕

❸ 診察で診ること，わかること

1）全身外観（general appearance）

　経験豊富な医師による全身外観の評価は，ラボデータ以上に信頼性が高いものです．小児科医は特にその能力が高いと思います．そのような評価のスキルを習得するためには普段から全身外観の評価を，救急や外来，入院患者回診などのあらゆる患者さんに対して行うトレーニングが必要です．特に眼と表情（顔貌）の観察が最も重要です．

　評価は下記の4つに分類するようにします．

> **全身外観の評価分類**
> - 非常に病的な外観：severely-ill appearing
> - 中等度に病的な外観：moderately-ill appearing
> - 軽度に病的な外観：mildly-ill appearing
> - 良好：well- appearing

　評価の基準としては患者さんへの入院対応の適応も考慮します．「非常に病的な外観」の患者さんはICU入院，「中等度に病的な外観」の患者さんはハイケア病棟入院，「軽度に病的な外観」の患者さんは一般病棟入院，「良好」の患者さんは帰宅可能，といった具合です．

2）バイタルサイン

　救急患者や急変患者では古典的バイタルサインの評価と記載は必須です．古典的バイタルサインを下記に示します．このうち，呼吸数を省略するのをよくみかけますが，**呼吸数の重要性**（後述）を知らないことを露呈しています．病院機能評価のサーベイヤーの医師のなかには，病棟患者の診療録に呼吸数が記載されているかを必ずチェックする人がいました．「呼吸数が記載されていない患者さんは呼吸しているのですか？」と聴かれたと言います．

> **古典的バイタルサイン（参考：成人の基準値）**
> ❶ 体温　（35.0〜36.9℃）
> ❷ 血圧　（最高血圧100〜139 mmHg，最低血圧40〜89 mmHg）
> ❸ 脈拍　（毎分50〜90回）
> ❹ 呼吸数（毎分12〜19回）

　上記の記載順（プレゼン順）は，グローバル基準です．欧米人指導医の回診などでは，上記順でプレゼンするとよいでしょう．現代的バイタルサインを下記に示します．

> **現代的バイタルサイン**
>
> - 体温　　　（35.0〜36.9℃）
> - 血圧　　　（最高血圧100〜139 mmHg，最低血圧40〜89 mmHg）
> - 脈拍　　　（毎分50〜90回）
> - 呼吸数　　（毎分12〜19回）
> - 意識レベル（JCS 0）
> - SpO_2　　（96％以上）
> - 尿量　　　（500〜1,000 mL/日）

　ここで，SpO_2をみても呼吸数評価を残している点が重要です．呼吸障害が起こると，肺胞間質に存在するJ受容体からのシグナルによって

Column

入院患者の発熱時の指示について

　わが国の一部の病院では「発熱時にソル・コーテフ®静注」というルーチン指示が行われているようです．副腎不全（相対的副腎不全を含む）や副腎不全の疑い以外に，単に下熱剤としてのヒドロコルチゾン（ソル・コーテフ®）投与は，感染症のサインをマスクするリスクがあります．入院中の患者さんは重症感染症のハイリスクグループです．発熱時のルーチン指示としては，「発熱時は身体診察を行い，必要に応じてアセトアミノフェン（カロナール®）400 mg（または10 mg/kg体重）内服および血液培養2セット採取」をお勧めします．内服できない場合には，坐剤のアセトアミノフェン（アンヒバ®）400 mgを用いればよいでしょう．

　現時点における感染症治療でのステロイド療法に対する考え方は，敗血症性ショックの患者さんで十分な輸液，抗菌薬，最大量の昇圧剤，ドレナージ（膿瘍患者）などが無効でショックが遷延している場合に「限って」，少量投与（ヒドロコルチゾン200〜300 mg/日×7日）が推奨されています．大量療法（ヒドロコルチゾン＞300 mg/日）は，予後を改善しないばかりか，二次感染の危険性を増やす傾向にあるので，重症感染症の治療においては推奨されません．少量投与でも死亡率増加が示されています[1]．

◆参考文献

1) Casserly B, et al : Low-dose steroids in adult septic shock: results of the Surviving Sepsis Campaign. Intensive Care Med, 38 : 1940-1954, 2012

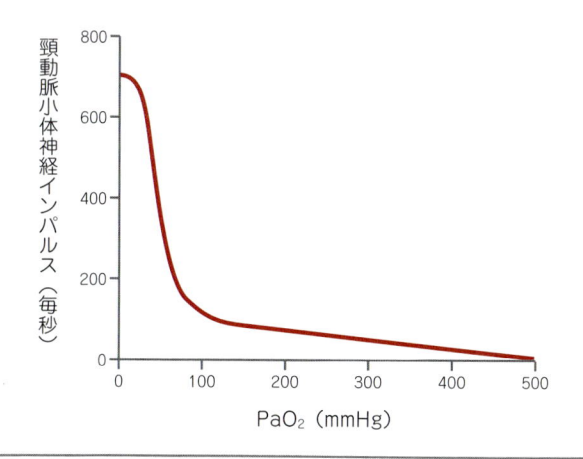

図1 PaO₂低下による頸動脈小体神経インパルス

PaO₂が100 mmHgより下がると神経インパルスが急激に増加するのがわかる．
文献1より引用

 呼吸中枢が反応し，呼吸数増加はただちに出現し，PaO_2低下より早いです．また，PaO_2低下がわずかでも起これば（＜100 mmHg），頸動脈小体と大動脈小体にある末梢化学受容体が素早く反応し，呼吸中枢へ神経インパルスを送ります（図1）．そして，呼吸数が増加します．
 一方，酸素解離曲線はS字状曲線となっており（図2），PaO_2低下がかなり進んで（＜60 mmHg），呼吸障害が進行してはじめてSpO_2低下をみます．患者さんの状態評価において，SpO_2低下のみに注意していると，もはや手遅れとなります．

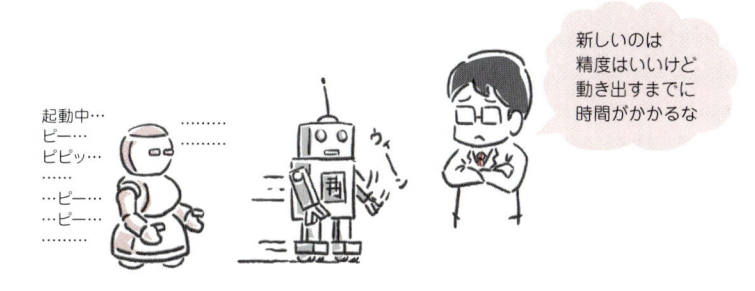

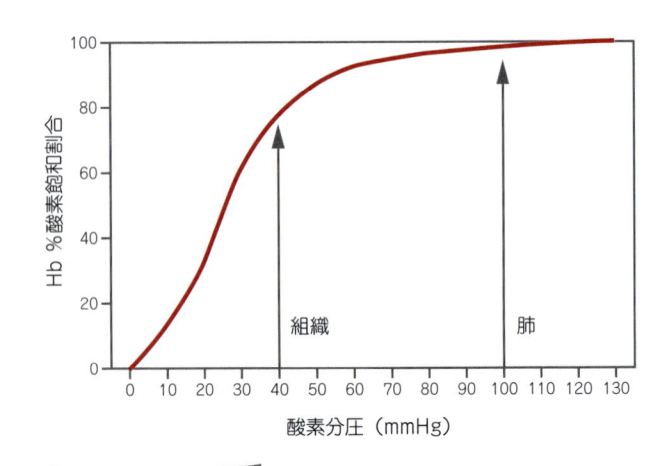

図2　酸素解離曲線

グラフはヘモグロビン（Hb）の酸素飽和度と酸素分圧の関係を表わしているが，それぞれSpO$_2$，PaO$_2$に置き替えて解釈することができる．PaO$_2$がかなり下がってもSpO$_2$はなかなか下がらないことがわかる

3）皮膚

　皮膚は全身状態を表します．急変患者がショック状態かどうかはバイタルサインのみでなく，皮膚の所見も合わせて評価します（下記）．例外としては，敗血症性ショックのときには皮膚が温かくなることが挙げられます．

ショック状態の皮膚所見

- 蒼白
- 冷感
- 冷汗

　上記の所見は，交感神経の過剰興奮からきます．また，皮膚の評価では皮疹を見たとき，その記述が重要です．皮疹の大きさと分布状況（顔面，体幹または四肢），痛みや瘙痒の有無に加えて，下記のように分類して記述するよう心がけます．紅斑であれば，癒合傾向であるかも観察記録します．

皮疹の記述

色調の変化
- 紅斑（erythema）：平坦な発赤．圧迫で消失
    patch：大きな紅斑（10 mm 以上）
    macale：小さな紅斑（10 mm 未満）
- 紫斑（purpura）：平坦な紫赤．圧迫で消失しない
    斑状出血（ecchymosis）：大きな紫斑（10 mm 以上）
    点状出血（petechiae）：小さな紫斑（10 mm 未満）
- 白斑（vitiligo）：色素の脱失
- 色素斑（pigmentation）：色素の沈着
- 毛細血管拡張（telangiectasia）：網状の発赤

隆起の形態
- 丘疹（papule）：小さな隆起（10 mm 未満）
- 局面（plaque）：大きな隆起（10 mm 以上）
- 結節（nodule）：硬い隆起性病変で真皮または皮下組織まで広がっている
- 水疱（vesicle）：水分を含む隆起
- 膿疱（pustule）：膿を含む隆起
- 囊腫（cyst）：空気を含む隆起
- 膨疹（wheal）：みみずばれ様の赤い隆起

　爪の所見も有用です．特に下記の所見に注意します．爪の成長は手と趾で異なります．手の爪は0.1 mm/日，趾の爪は0.05 mm/日程度です．過去の病的なイベントのあとが爪に残っている場合，爪のなかの位置でその時期をある程度推定することが可能です．ばち指は多くの患者さんでみられるのでルーチンに評価します（図3）．

鑑別に有用な爪の所見

- 貧血（anemia）：爪床が蒼白となる
- チアノーゼ（cyanosis）：還元ヘモグロビン 5 g/dL 以上で出てくる
- ばち指（clubbing）：肺疾患，心疾患，肝疾患，心内膜炎，甲状腺機能亢進症などでみられる

180度以上がばち指

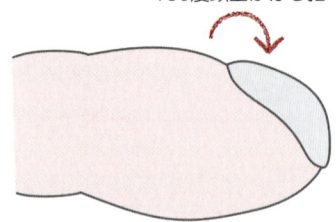

図3　ばち指（clubbing）
指の先端が肥大し，爪が盛り上がる

- さじ状爪（spoon nail）：鉄欠乏性貧血でみられる
- Terry's nail：白色のすりガラス状混濁があるもので，爪半月を欠く．肝硬変，糖尿病，心不全，甲状腺機能亢進症，腎不全などでみられる
- Beau's line：爪を横断する溝．感染症，栄養障害，化学療法，心筋梗塞，外傷などでみられる

4）頭部

　頭部には目・鼻・口・耳などの重要な器官があり，多くの有用な所見を得ることができます．貧血の評価は眼瞼結膜でも可能ですが，手掌線や爪の色も貧血の評価に有用です．黄疸は眼球結膜の黄染で評価しますが，部屋を十分明るくして診察しないと見逃すことがあります．

　口腔内の観察でも多くの所見を得ることができます．脱水の所見としては，口腔・舌粘膜の乾燥，舌表面の縦しわ，などがあります．口腔潰瘍ではアフタ性のような有痛性のものもあれば，SLEや梅毒によるような無痛性のものもあるので，症状がなくてもよく観察するようにします．う歯や歯周囲炎は多くの疾患の危険因子であり，糖尿病，誤嚥性肺炎，歯性上顎洞炎，心内膜炎，アクチノマイコーシスなどのリスクとなります．

　咽頭痛患者では，咽頭の観察は必須です．咽頭痛（sore throat）で見逃してはならない重篤な疾患の5つをFive Killer Sore Throatsと言います（下記）．

> **Five Killer Sore Throats**
> - 扁桃周囲膿瘍
> - 後咽頭膿瘍
> - 喉頭蓋炎
> - ルードウィッヒ・アンギーナ
> - レミエール症候群

　喉頭蓋炎では，激しい咽頭痛の割に咽頭所見に乏しいのが特徴です．喫煙者では咽頭炎がなくても咽頭が発赤して見えるので注意を要します．原則として，咽頭痛がない患者さんでは咽頭発赤を有意にとらないようにします．

　耳の観察では高齢者の耳たぶのしわ（diagonal earlobe crease）に注意します（**図4**）．この所見は動脈硬化症との関連があることが判明しています．

5）頸部

　頸部ではリンパ節腫脹に注意します．顎下，頸部（前方，後方），鎖骨上窩のリンパ節腫脹を見逃さないように注意します．小さな顎下リン

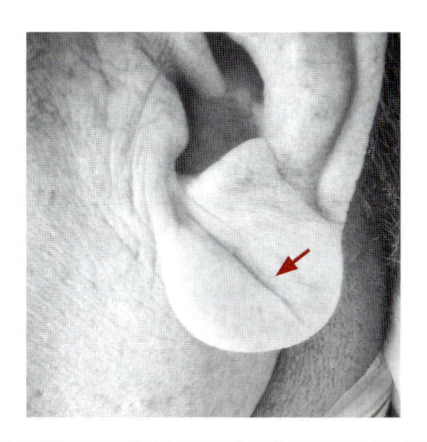

図4 耳たぶのしわ（diagonal earlobe crease）
文献2より転載

4．病歴聴取と診察の基本とコツ　129

パ節は正常でもみられます．リンパ節腫脹があれば，その局在，サイズ，硬さ，周囲との癒着，圧痛，についてみます．下記に悪性と良性の鑑別ポイントについて示します．

悪性のリンパ節腫脹の特徴

- **局在**：鎖骨上窩のリンパ節腫脹
- **サイズ**：大きい（長径＞2～3 cm）
- **硬さ**：硬い
- **周囲との癒着**：癒着あり
- **圧痛**：なし

ただし，上記は平均的な所見です．鎖骨上窩のリンパ節腫脹以外の局在，サイズ小，やや柔らかい硬さ，周囲との癒着なし，圧痛あり，のこともあるので，原発巣の有無，全身症状（体重減少，寝汗，瘙痒感など）なども含めて総合的に判断します．

6）胸部

　心臓と肺の所見は必須です．心臓ではまず，触診で心尖拍動〔apex beat，最強拍動点（point of maximum impulse：PMI）〕を確認します．触診では心雑音のスリルも確認します．胸骨中線より外側10 cm以上に離れていれば心拡大を疑います．心音では，S1とS2のみではなく，S3とS4の存在も確認します．S3とS4は低音であり，聴診器のベル側を用い，最強拍動点で聴きます．左側臥位にすると聴きやすいです．心雑音では，聴かれるフェーズ（収縮期，拡張期，連続性），最強部位（領域A，P，T，M），雑音のシェイプ（crescendo/decrescendo），音の大きさ（レバインの分類：下記），放散部位（右鎖骨，左腋窩など）について評価します．

心雑音の大きさのレバイン（Levine）の分類

- **1度**：fine-tuningで聴かれ，聴診器を当てた瞬間は聴かれない
- **2度**：聴診器を当てた瞬間に聴かれる

表3　脈のサイズと立ち上がりの異常

脈のサイズの異常	小脈（脈の大きさが小さい）	大動脈弁狭窄など
	大脈（脈の大きさが大きい）	大動脈弁閉鎖不全など
脈の立ち上がりの異常	遅脈（脈の立ち上がりが遅い）	大動脈弁狭窄など
	速脈（脈の立ち上がりが早い）	大動脈弁閉鎖不全など

- 3度：大きいがスリルはない
- 4度：スリルが触れる
- 5度：聴診器の縁でも聴かれる
- 6度：聴診器を胸壁から離しても聴かれる

　収縮期と拡張期の区別が困難な場合，心尖拍動や動脈拍動の触診を併用しながら聴診します．動脈拍動の触診では脈のサイズと立ち上がりに注意します（表3）．

　肺の診察では，視診，打診，聴診を行います．視診でCOPDの診断は可能です（樽状肺，呼吸補助筋の発達，気管短縮，Hoover徴候など）．正常肺の打診は共鳴音（resonance）です．胸水では濁音（dullness）となり，気胸では鼓音（tympany）となります．聴診上，気管付近での呼吸音は気管呼吸音と呼ばれ，その大きさは吸気＜呼気となります．末梢肺野付近での呼吸音は肺胞呼吸音と呼ばれ，その大きさは吸気＞呼気となります．

　異常な呼吸音を呼吸副雑音と呼びます．呼吸副雑音には連続性と断続

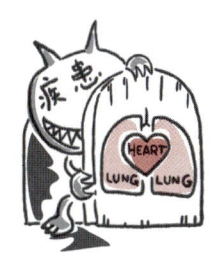

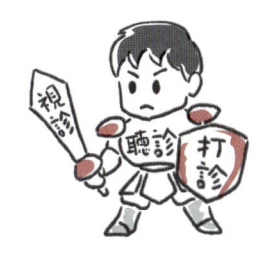

性があります．連続性呼吸副雑音には，wheezes, stridor, rhonchi などがあります（下記）．rhonchi がその部位で触診されるものを rattling と言います．

> **連続性呼吸副雑音**
> - wheezes：末梢気道で聴かれる笛様音
> - stridor：上気道付近で聴かれる吸気時の笛様音
> - rhonchi：蓄痰によるいびき様音

断続性呼吸副雑音には crackles があります．crackles には，大きくやや低音系の coarse crackles と，小さくやや高音系の fine crackles があります．crackles を聴かれるフェーズで分類するとより病態を細かく分析することができます（下記）．

> **crackles の聴かれるフェーズによる分類**
> - early inspiratory crackles：吸気早期（慢性気管支炎など）
> - early-to-mid inspiratory crackles：吸気早期～中期（気管支拡張症など）
> - late inspiratory crackles：吸気終末期（間質性肺疾患など）
> - holo-inspiratory crackles：吸気全般期（細菌性肺炎，重症心不全など）

7）腹部

　腹部の診察は通常，患者さんを仰臥位にし，患者さんの右側から行います．そして**視診，聴診，打診，触診の順番**で行います．聴診を2番目に行う理由は，打診や触診を行うと腸蠕動が刺激されて，腸管音（bowel sound）が変化するからです．**視診**では，腹部膨満（下記），腫瘤（拍動性または非拍動性），ヘルニア，皮膚の変化（紫斑など）に注意します．

腹部膨満の原因（4Fと覚える）

- Fluid：液体（腹水，出血など）
- Flatus：気体（腸管ガス，free airなど）
- Fat：脂肪（肥満など）
- Fetus：胎児（妊娠）

聴診において腸管音は下記のように区別します．金属音は機械的腸閉塞を示唆します．

腸管音（bowel sound）の評価

- 消失（absent）：5分間聴いても聴こえないとき
- 低下（hypoactive）：1分間聴いてやっと聴かれる
- 正常（normoactive）：聴診器を当てるとすぐに聴かれる
- 亢進（hyperactive）：聴診器を当てるとすぐに聴かれ，かつ激しく聴かれる
- 金属音（metallic）：金属棒を叩き合わせたような音

打診において，腸管ガスは鼓音（tympany），腹水や脂肪は濁音（dullness）となります．腹水と皮下脂肪の区別のために行う，患者さんの体位変換（仰臥位から半側臥位）による濁音界の移動をみる手技をshifting dullnessと言います．腹水は移動しますが皮下脂肪は移動しないことで区別可能です（図5）．

臓器の腫大は打診でまず評価します．右の鎖骨中線上の肝臓の打診で濁音界のサイズを評価します．身長165 cm程度の体格であれば，肝臓濁音界6～12 cmが正常範囲です（図6）．

脾臓でも，左前腋窩線上の最下の肋間を打診し（図7），吸気時にも鼓音であれば脾臓打診徴候（splenic percussion sign）は陰性となり，脾腫はありません．

腹部の診察で腹痛がある部位でも打診を行います．ソフトな打診のみで圧痛があるときは打診圧痛（percussion tenderness）が陽性であり，

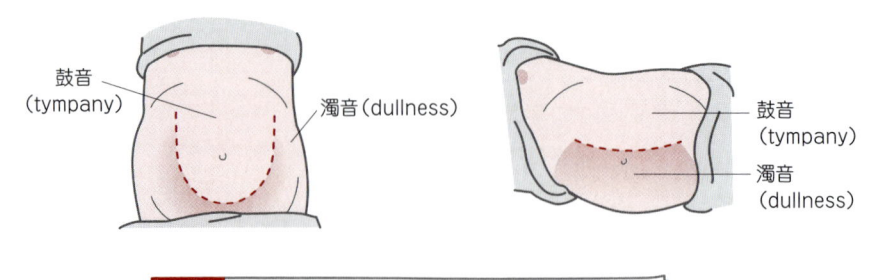

図5　濁音界の移動（shifting dullness）
文献3より転載

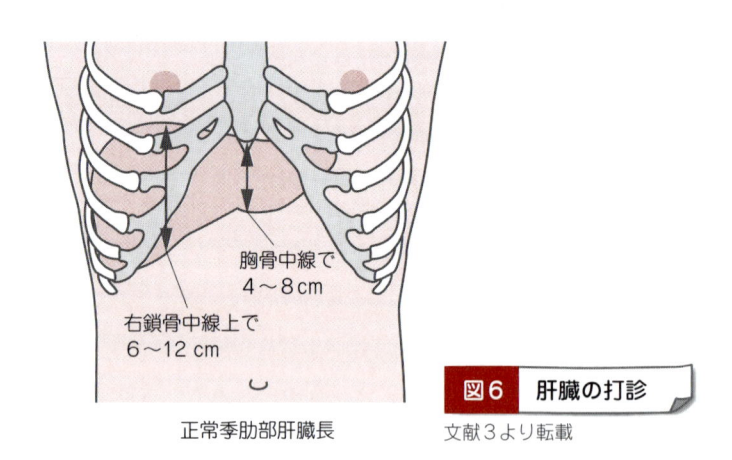

図6　肝臓の打診
胸骨中線で4〜8cm
右鎖骨中線上で6〜12cm
正常季肋部肝臓長
文献3より転載

A)
臍
乳首
ここを打診
前腋窩線
中腋窩線
吸気時の動き

B)
脾腫の場合

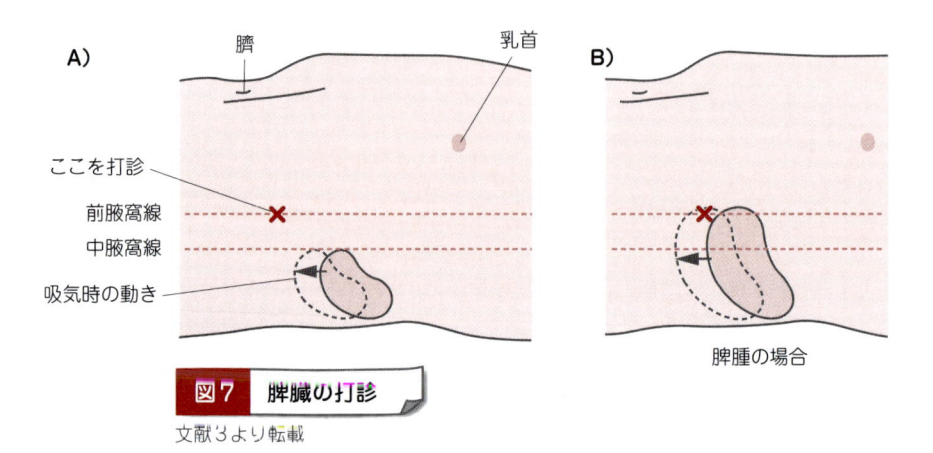

図7　脾臓の打診
文献3より転載

134　研修医になったら必ず読んでください。

局所の腹膜炎（localized peritonitis）を示唆します．腹部広範囲に打診圧痛があるか，筋性防御（非自発的）があるときは汎腹膜炎（panperitonitis）を示唆します．

　触診ではまず，浅い触診（superficial palpation）を行い，次に深い触診（deep palpation）を行います．最初に痛い場所を触診すると，その後の触診に抵抗することがあるため，痛みを訴える部位は最後に触診します．圧痛の程度もグレーディングを行うようにします（軽度，中等度，重度など）．圧痛のうち，検者の指を離したときにより痛みが起こるとき，反跳圧痛（rebound tenderness）を陽性ととります．これも局所の腹膜炎を示唆します．

　直腸診は，消化管出血，骨盤腹膜炎，肛門周囲膿瘍疑いでは行うべきです．それぞれ，便の性状，子宮頸部の可動圧痛（cervix motion tenderness），肛門周囲の硬結と圧痛をみます．また，宿便による直腸閉塞では摘便による治療を即実施できます．中年以上の男性における原因不明の発熱では前立腺炎であることがあり，これも直腸診で診断可能です．

8）四肢

　四肢のうち，手指の観察は重要です．爪の診察は「**3）皮膚**」の項で述べました．**上肢では指の関節の変形や関節腫脹**に注意します．**下肢では浮腫**の有無に注意します．浮腫があれば**表4**のような分類を試みます．心内膜炎の診断はしばしば末梢サイン（peripheral sign）の発見がきっかけとなってなされます．Osler結節，Janeway病変，線状出血（splinter hemorrhage）がみられたら心内膜炎を疑います．

9）背部

　背部の視診で**脊柱の変形**をみます．高度の側弯や後弯では換気不全となります．高齢女性の後弯では骨粗鬆症を意味します．背部痛・腰痛の患者さんでは痛みの部位を特定します．圧痛点の部位をみて，皮膚，筋肉，骨，深部のいずれかを区別します．脊椎病変を疑う場合，打鍵器でも指でもよいので，それぞれ並んでいる棘突起を順に叩打します．腎臓

表4　下肢浮腫の臨床的分類

			原因
片側性浮腫：片側の下肢のみの浮腫			局所病変（静脈血栓症，リンパ管障害，など）
両側性浮腫：両側下肢の浮腫（稀に局所病変が両側に生じて起こることあり）	non-pitting edema（非圧痕性浮腫）：指で押しても圧痕を残さないもの		粘液水腫（甲状腺機能低下症），リンパ浮腫，脂肪浮腫（lipedema）
	pitting edema（圧痕性浮腫）：指で押すと圧痕を残すもの	fast edema：圧痕が40秒未満で回復する浮腫	低アルブミン血症（ネフローゼ症候群，肝硬変，低栄養など）
		slow edema：圧痕が40秒以上経過して回復する浮腫	慢性期のうっ血性心不全，バッドキアリ症候群

病変（腎盂腎炎など）を疑う場合，左右の脊柱肋骨角を叩打し，脊柱肋骨角圧痛（costovertebral angle tenderness：CVA tenderness）をみます．また，寝たきりの患者さんの診察では必ず側臥位にして，仙骨部や大転子部の**褥瘡の有無**を観察します．

10）神経系

必要に応じて系統的な神経診察を行います（下記）．

系統的神経診察

- 意識状態
- 認知機能
- 脳神経
- 運動
- 感覚
- 協調運動
- 深部腱反射
- 病的反射

意識状態を評価するには，Japan Coma Scale（JCS）またはGlasgow Coma Scale（GCS）を用います（**表5，6**）．軽度の意識障害の有無をみるには見当識（日時，場所，周囲の人）をみます．

　認知機能の正式な評価は，改訂長谷川式簡易知能評価スケール（HDS-R，**図8**）やミニメンタルテストなどを用いますが，簡単に評価したいときは同居している家族に認知レベルを尋ねるとよいでしょう．急性の認知機能低下はせん妄のことがあるのですぐに認知症などと診断してはなりません．

　集中治療室に入院した患者さんにおけるせん妄の評価は重要であり，予後を左右する因子です．鎮静の評価には，Richmond Agitation and Sedation Scale（RASS）を用い，ICUにおけるせん妄の評価には，CAM-ICUを用いるとよいでしょう（**図9，10**）．

　脳神経は昇順で評価しますが（下記），通常は第Ⅰ脳神経の診察は省略します．眼球運動の評価とともに対光反射もみます．

脳神経

- 第Ⅰ脳神経（嗅神経）　　嗅覚
- 第Ⅱ脳神経（視神経）　　視覚（視野と視力）
- 第Ⅲ脳神経（動眼神経）　眼球運動（上斜筋と外直筋を除くすべて）
- 第Ⅳ脳神経（滑車神経）　眼球運動（上斜筋・内側下部）
- 第Ⅴ脳神経（三叉神経）　顔面・鼻・口・歯の知覚，咀しゃく運動
- 第Ⅵ脳神経（外転神経）　眼球運動（外直筋）
- 第Ⅶ脳神経（顔面神経）　表情筋運動，舌前2/3の味覚，涙腺・唾液腺分泌
- 第Ⅷ脳神経（内耳神経）　聴覚・平衡感覚
- 第Ⅸ脳神経（舌咽神経）　舌後1/3の知覚・味覚，唾液腺分泌
- 第Ⅹ脳神経（迷走神経）　咽頭の知覚・運動，胸腹部臓器の副交感神経支配（運動・感覚）
- 第Ⅺ脳神経（副神経）　　肩や首の筋肉運動（僧帽筋，胸鎖乳突筋）
- 第Ⅻ脳神経（舌下神経）　舌の運動

4．病歴聴取と診察の基本とコツ

表5　意識状態の評価：Japan Coma Scale（JCS）

I．覚醒している（1桁の点数で表現）	
0	意識清明
1（I-1）	見当識は保たれているが意識清明ではない
2（I-2）	見当識障害がある
3（I-3）	自分の名前・生年月日が言えない
II．刺激に応じて一時的に覚醒する（2桁の点数で表現）	
10（II-1）	普通の呼びかけで開眼する
20（II-2）	大声で呼びかけたり，強く揺するなどで開眼する
30（II-3）	痛み刺激を加えつつ，呼びかけを続けると辛うじて開眼する
III．刺激しても覚醒しない（3桁の点数で表現）	
100（III-1）	痛みに対して払いのけるなどの動作をする
200（III-2）	痛み刺激で手足を動かしたり，顔をしかめたりする
300（III-3）	痛み刺激に対し全く反応しない

R（不穏）・I（糞便失禁）・A（自発性喪失）などの付加情報をつけて，JCS200-Iなどと表す

表6　意識状態の評価：Glasgow Coma Scale（GCS）

開眼機能（Eye opening）「E」	
4点	自発的に，または普通の呼びかけで開眼
3点	強く呼びかけると開眼
2点	痛み刺激で開眼
1点	痛み刺激でも開眼しない
言語機能（Verbal response）「V」	
5点	見当識が保たれている
4点	会話は成立するが見当識が混乱
3点	発語はみられるが会話は成立しない
2点	意味のない発声
1点	発語みられず
運動機能（Motor response）「M」	
6点	命令に従って四肢を動かす
5点	痛み刺激に対して手で払いのける
4点	指への痛み刺激に対して四肢を引っ込める
3点	痛み刺激に対して緩徐な屈曲運動
2点	痛み刺激に対して緩徐な伸展運動
1点	運動みられず

記述は，「E○点，V○点，M○点，合計○点」と表現する．正常は15点満点．最低点の深昏睡は3点．点数が小さいほど重症

1	お歳はいくつですか？ （2年までの誤差は正解）		0 1		
2	今日は何年の何月何日ですか？　何曜日ですか？ （年月日，曜日が正解でそれぞれ1点ずつ）	年 月 日 曜日	0 1 0 1 0 1 0 1		
3	私たちが今いるところはどこですか？ （自発的にでれば2点，5秒おいて家ですか？　病院ですか？　施設ですか？ のなかから正しい選択をすれば1点）		0	1	2
4	これから言う3つの言葉を言ってみてください．あとでまた聞きますのでよく覚えておいてください． （以下の系列のいずれか1つで，採用した系列に○印をつけておく） 1：a) 桜　b) 猫　c) 電車　　2：a) 梅　b) 犬　c) 自動車		0 1 0 1 0 1		
5	100から7を順番に引いてください．（100－7は？，それからまた7を引くと？　と質問する．最初の答えが不正解の場合，打ち切る）	(93) (86)	0 1 0 1		
6	私がこれから言う数字を逆から言ってください．（6-8-2, 3-5-2-9を逆に言ってもらう，3桁逆唱に失敗したら，打ち切る）	2-8-6 9-2-5-3	0 1 0 1		
7	先ほど覚えてもらった言葉をもう一度言ってみてください． （自発的に回答があれば各2点，もし回答がない場合以下のヒントを与え正解であれば1点）a) 植物　b) 動物　c) 乗り物	a： b： c：	0 1 2 0 1 2 0 1 2		
8	これから5つの品物を見せます．それを隠しますのでなにがあったか言ってください． （時計，鍵，タバコ，ペン，硬貨など必ず相互に無関係なもの）		0 1 2 3 4 5		
9	知っている野菜の名前をできるだけ多く言ってください．（答えた野菜の名前を右欄に記入する．途中で詰まり，約10秒間待ってもでない場合にはそこで打ち切る）0～5＝0点，6＝1点，7＝2点，8＝3点， 9＝4点，10＝5点		0 1 2 3 4 5		
		合計得点			

図8　改訂 長谷川式簡易知能評価スケール（HDS-R）

最高30点で，20点以下の場合認知症を疑う．詳しいやり方は文献参照．
文献4より引用

　　四肢の**運動機能**は通常簡便式で，左右の上肢と下肢について評価し，2×2表に記載します．このとき0～5段階で評価します〔徒手筋力検査（manual muscle test：MMT），下記〕．脊髄障害，末梢神経障害，筋疾患などを疑う場合には，それぞれの筋肉（群）でのMMTを測定します．

徒手筋力検査（manual muscle test：MMT）の評価点数

- **5（Normal）**：運動範囲全体にわたって動かすことができ，最大の徒手抵抗に抗して最終運動域を保持できる

スコア	用　語	説　明
＋4	好戦的な	明らかに好戦的な，暴力的な，スタッフに対する差し迫った危険
＋3	非常に興奮した	チューブ類またはカテーテル類を自己抜去：攻撃的な
＋2	興奮した	頻繁な非意図的な運動，人工呼吸器ファイティング
＋1	落ち着きのない	不安で絶えずそわそわしている，しかし動きは攻撃的でも活発でもない
0	意識清明な 落ち着いている	
−1	傾眠状態	完全な清明ではないが，呼びかけに10秒以上の開眼およびアイ・コンタクトで応答する
−2	軽い鎮静状態	呼びかけに10秒以下のアイ・コンタクトで応答
−3	中等度鎮静状態	呼びかけに動きまたは開眼で応答するがアイ・コンタクトなし
−4	深い鎮静状態	呼びかけに無反応，しかし，身体刺激で動きまたは開眼
−5	昏睡	呼びかけにも身体刺激にも無反応

−1〜−3：呼びかけ刺激
−4〜−5：身体刺激

図9　鎮静の評価（RASS）

−4〜−5の場合は後で再評価する．それ以外の場合はCAM-ICUでのせん妄の評価に進む．
文献5より引用

- 4（Good）：運動範囲全体にわたって動かすことができ，中等度〜強度の徒手抵抗に抗して最終運動域を保持できる
- 3（Fair）：運動範囲全体にわたって動かすことができるが，徒手抵抗には抗することができない
- 2（Poor）：重力の影響を除いた肢位でなら，運動範囲全体または一部にわたって動かすことができる
- 1（Trace）：筋収縮が目に見える，または触知できるが，関節運動は起こらない
- 0（Zero）：筋収縮・関節運動は全く起こらない

　　感覚機能検査では，表在感覚（触覚，温冷覚，痛覚）と深部感覚（位置覚，振動覚）を評価します．触覚はソフトなティッシュで，痛覚を評

所見と種類			
① 急性発症または変動性の経過		ある	なし

A：基準線からの精神状態の急性変化の根拠があるか？
　　　　　　　　　あるいは
B：（異常な）行動が過去24時間の間に変動したか？　すなわち，移り変わる傾向があるか，あるいは，鎮静スケール（例えばRASS），GCSまたは以前のせん妄評価の変動によって証明されるように，重症度が増減するか？

② 注意力欠如		ある	なし

注意力スクリーニングテスト（Attention Screening Examination：ASE）の聴覚か視覚のパートでスコア8点未満により示されるように，患者は注意力を集中させるのが困難だったのか？

③ 無秩序な思考		ある	なし

4つの質問のうちの2つ以上の誤った答えおよび／または指示に従うことができないことによって証明されるように無秩序あるいは首尾一貫しない思考の証拠があるか？
質問（交互のセットAとセットB）
セットA
1．石は水に浮くか？
2．魚は海にいるか？
3．1グラムは，2グラムより重いか？
4．釘を打つのにハンマーを使用してもよい

セットB
1．葉っぱは水に浮くか？
2．ゾウは海にいるか？
3．2グラムは，1グラムより重いか？
4．木を切るのにハンマーを使用してもよいか？

指示
1．評価者は，患者の前で評価者自身の2本の指を上げて見せ，同じことをするよう指示する．
2．今度は評価者自身の2本の指を下げた後，患者にもう片方の手で同じこと（2本の指を上げること）をするよう指示する．

④ 意識レベルの変化		ある	なし

患者の意識レベルは清明以外の何か，例えば，用心深い，嗜眠性の，または昏迷であるか？（例えば評価時にRASSの0以外である）

意識明瞭	自発的に十分に周囲を認識し，また，適切に対話する
用心深い/緊張状態	過度の警戒
嗜眠性の	傾眠傾向であるが，容易に目覚めることができる，周囲のある要素には気付かない，あるいは自発的に適切に聞き手と対話しない．または，軽く刺激すると十分に認識し，適切に対話する．
昏迷	強く刺激したときに不完全に目覚める．または，力強く，繰り返し刺激したときのみ目覚め，刺激が中断するや否や昏迷患者は無反応の状態に戻る．

CAM-ICUの全体評価（所見①と所見②かつ所見③か所見④のいずれか）：	はい	いいえ

図10　ICUにおけるせん妄の評価（CAM-ICU）

全体評価が「はい」となったらせん妄と判定する．詳細は文献参照．
文献5より引用

4．病歴聴取と診察の基本とコツ

価するときはエタノール綿のパックの「かど」を用いて行い，冷覚はその中の綿を用いるといいでしょう．振動覚は音叉を用いて，検者の振動覚をコントロールとしてから患者さんを調べるとよいでしょう．

協調運動をみる場合，末梢と体幹の協調運動を調べます．末梢の協調運動では，指鼻試験（自分の鼻と検者の指を交互に指で触れてもらう）や踵膝試験（踵をもう片方の足の膝につけ，足首まで脛の上を滑らせてもらう）などを利用します．体幹の協調運動では，ロンベルグ試験（立位閉眼直立で両足を揃えて静止する）や歩行（つぎ足歩行など）をみます．

深部腱反射では下表の代表的な反射について，（−），（±），（+），（++），（+++）で評価します．（−）は腱反射消失，（+++）はクローヌスが存在したときとします．

代表的な深部腱反射とそれぞれの脊髄反射弓レベル

- 下顎反射　　　三叉神経運動枝（亢進だけが病的，陰性は正常）
- 上腕二頭筋反射　C5
- 腕橈骨筋反射　　C6
- 上腕三頭筋反射　C7
- 膝蓋腱反射　　　L4
- アキレス腱反射　S1

病的反射では，上肢のワルテンベルク反射（C6〜Th1，**図11**）と下肢のバビンスキー反射（L4〜S1）をみるとよいでしょう．

④ 診療録の書き方のルールとコツ

1) POS/SOAPに従って記載

診療録は国際標準であるプロブレム志向システム（problem-oriented system：POS）の方式で記載します．これは，記載内容を**患者さんの主観的事実**（subjective），**医師からの客観的所見**（objective），アセスメ

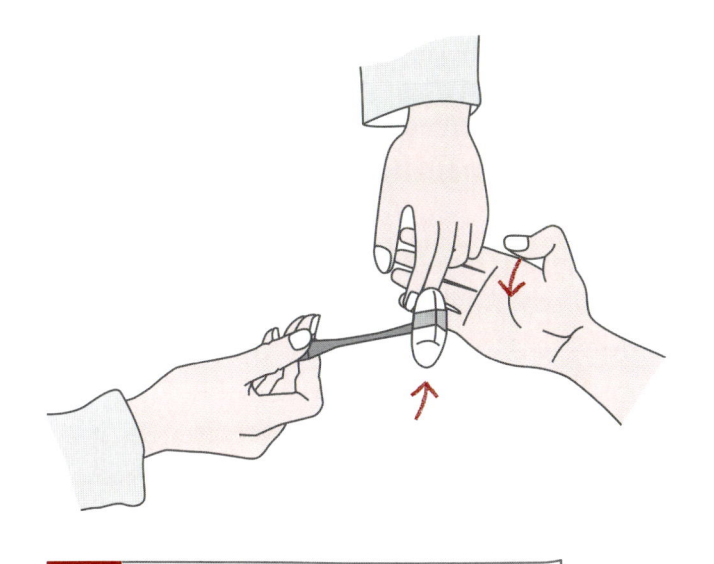

図11　ワルテンベルク反射
検者の指を介して叩打し，母指が内転屈曲したら陽性．片側のみ陽性だと錐体路障害が疑われる

ント（assessment），プラン（plan）の**4つのカテゴリーに分ける**方法（SOAP）です．主観的問題点と客観的問題点が多数あるときは，プロブレムリスト（problem list）を箇条書きで作成してアセスメントに記入するといいでしょう．

　アセスメントで記載された項目には原則として何らかのプランを立てるべきです．また逆に，すべてのプランにはアセスメントがなければなりません．アセスメントなく，検査（検査セット）を出すのは勧められません．プランには，診断検査プラン（diagnostic plan），治療プラン（treatment plan），患者教育プラン（educational plan）を含めます．

2）記載順と記載のポイント

　記載の順序は，サマリー，主観的事実（subjective：主訴，現病歴，既往歴，社会生活歴，家族歴），客観的所見（objective：全身外観，バイタルサイン，診察所見，検査所見），そしてアセスメント（assessment), プラン (plan) とします. 糖尿病や悪性腫瘍などの重要な併存疾患は現病歴に含めます.

　主訴の記載では,「**いつから始まった**」のかも記載します. 例えば, 3週間前からの発熱と3時間前からの発熱では, 考えられる疾患のスペクトラムが異なります. 現病歴では, **時系列順**に記載します. 日付で記載すると初診前のいつから始まったかが不明となるので, 症例プレゼンテーション時には「初診●日前から発症」というように, 聞き手が理解しやすいようなプレゼンを心がけましょう (3章-1参照). 診察所見の必須項目についてはルーチンに記載します (下記).

診察所見の必須項目[*]

- 全身外観
- バイタルサイン (体温, 血圧, 心拍数, 呼吸数)
- 皮膚
- 頭部 (口腔内含む)
- 頸部 (リンパ節, 甲状腺)
- 心臓 (心音, 雑音)
- 肺 (呼吸音)
- 腹部 (視診, 聴診, 打診, 触診)
- 四肢 (チアノーゼ, ばち指, 浮腫)
- 背部 (叩打痛)

[*]神経診察 (意識状態・認知機能・脳神経・運動・感覚・協調運動・深部腱反射・病的反射) は必須ではないが, 少しでも必要と感じたら必ずとること

---

3) サマリーは短く！

　サマリーは短めが望まれます. 数ページにも及ぶサマリーは読み手が理解しにくくなります. 患者さんの把握度が高いとサマリーを短くまとめることが可能となります. 検査データを単にコピーペーストするようなサマリーはよくありません. 患者さんの臨床所見をより普遍的な医学用語に置き換えた言葉「semantic qualifier (SQ)」を用いたサマリーを

記載するとよりわかりやすくなります．サマリーの仕上げには参考文献も記載しておくと，認定医や専門医への受験のときにスムーズに準備ができます．

5 まとめ

　病歴聴取と診察は臨床医学の根本であり，臨床研修の多くの時間は，患者さんの病歴聴取と診察に費やされるべきです．病歴聴取と診察を軽視して検査や手技に走る精神状態を technology tenesmus と呼びます．これを行っているのみでは真に優れた医師にはなれません．「三つ子の魂百まで」と言いますが，研修医時代に身に付けたやり方は医師人生を左右します．いつまで経っても検査至上主義の臨床をやっていては，都会の大病院でしか通用しない医師となる恐れがあります．在宅，診療所，離島，僻地，災害，グローバル医療などでは，**病歴聴取と診察が最強で唯一の臨床的武器**となります．医について述べた優れた良書（ウイリアム・オスラー医師やフィリップ・アンソニー・タマルティー医師などの著書）をぜひ研修医時代に枕元に置いて繰り返し読むことをお勧めします．

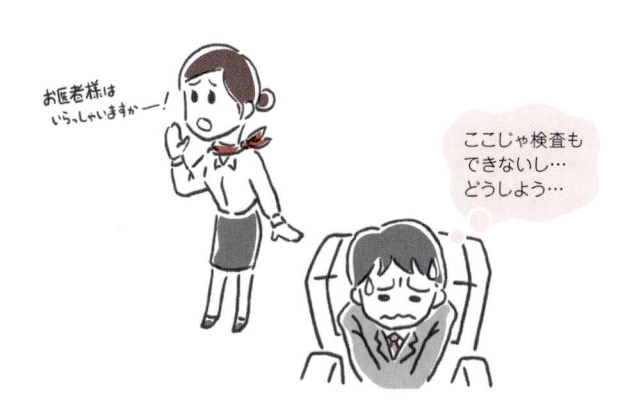

研修医チェックリスト

- ☑ 主訴には「いつから始まったか」の情報を入れる
- ☑ 現病歴は時系列で病歴聴取し記載する
- ☑ 既往歴で重要な併存疾患があったら現病歴に入れる（例：10年来の糖尿病で近医通院中…）
- ☑ 社会生活歴では飲酒・喫煙の定量記載に加え，性生活歴も重要
- ☑ 家族歴ではキーパーソンをチェック
- ☑ 全身外観の評価と記載を行う習慣を身に付ける
- ☑ 救急室や初診外来ではバイタルサインは必須で，呼吸数も必ずチェック
- ☑ 診察所見はルーチンに行うべき項目は必ず記載する
- ☑ アセスメントはすべてのプロブレムに対して行う
- ☑ プランはアセスメントに基づいて行う

◆ 参考文献

1) 「Guyton and Hall Textbook of Medical Physiology, Twelfth Edition」(Hall JE), Saunders, 2010
2) 「身体所見からの臨床診断」（徳田安春，宮城征四郎/編），羊土社，2010
3) 「ベイツ診察法」（リン・ビックリー，ピーター・G・シラギ/著，徳田安春ら/監訳），メディカル・サイエンス・インターナショナル，2008
4) 「高齢者のための知的機能検査の手引き」（大塚俊男，本間　昭/監），ワールドプランニング，1991
5) 「ICUのためのせん妄評価法（CAM-ICU）トレーニング・マニュアル」(Ely EW & Truman B), Vanderbilt University Medical Center：www.icudelirium.org/docs/CAM_ICU_training_Japanese.pdf

第2章 研修医の臨床力を上げます

5 基本的手技のコツと注意
これだけは自信をもってできるようになろう！

徳田安春

1 初期研修医が習得すべき手技

　研修期間中はさまざまな手技を習得する必要があります．採血，末梢ラインの挿入，消毒法，胃管の挿入などは，指導医や後期研修医，ベテラン看護師などから指導してもらいながら数を経験していけばすみやかに上達します．本項では，重症患者に対する基本的手技で習熟に知識と経験とを必要とする，**中心静脈ライン挿入，動脈ライン挿入，気管挿管，腰椎穿刺**の各手技についてみていきます．これらの手技がいつでも自信をもってできるようになれば，後期研修医となって**集中治療室**などでの患者管理研修を行う際の事前準備となるでしょう．

2 中心静脈ライン挿入

1）適応

　中心静脈ライン（CV line）挿入は重症患者管理に必須の手技です．輸液（高カロリー輸液など）や薬剤の投与（ドパミンやノルアドレナリ

ンなどの昇圧薬)のみならず,採血に利用したり(混合静脈血の酸素飽和度),中心静脈圧を測定したりできます.緊急透析や血漿交換も特殊なCV lineカテを用いて行うことができます.

　機械的合併症を予防するには安全な手技が必要です.感染合併症を最小限に抑えるためには,無菌下で適切に挿入し,閉鎖ドレッシングを適切に維持し,不必要なラインをできるだけ迅速に抜去することが必要です.

　CV line留置の主要な部位は内頸,鎖骨下,大腿静脈の3カ所です.ここでは最も使用頻度が高い内頸静脈へのアプローチについてみていきます.他の静脈での穿刺も基本的に同じ手法で行われます.

2) 禁忌

　CV lineは重篤な合併症や感染症を起こす可能性があるので,**必要な患者さんのみ適応**とすべきです.**術者の経験が不十分な場合で,経験のある医師の監視下にない場合**も絶対的禁忌です.さらに,**患者さんから協力を得られない場合**にも注意します.CV line留置時には,患者さんが不動でじっとしていることが必要だからです.

　重篤な出血傾向があるときは相対的禁忌です.凝固異常や血小板減少によって患者さんの出血のリスクは上がりますが,挿入前の新鮮凍結血漿や血小板輸血は通常必要ないとされます[1].とはいえ,出血のリスクがある場合,圧迫止血しやすい部位(内頸静脈や大腿静脈)に挿入し,

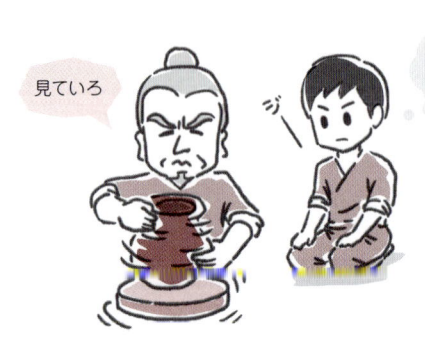

鎖骨下からの挿入は避けます．患者さんが血栓溶解薬を投与されているときでCV lineが必要であれば大腿からのアプローチにします．

穿刺する血管の損傷や血栓がある場合にはライン留置の場所は変えます．例えば上大静脈症候群患者には，大腿静脈を用います．もしも気胸が起こったときに重篤な状態になるような場合（肺切除後や重篤な呼吸不全），鎖骨下や内頸静脈は避けた方がよいでしょう．内頸静脈へCV lineを挿入するときには，患者さんの頸部を回旋させる必要があるため，頸椎損傷が疑われるとき内頸静脈アプローチは禁忌です．

3）解剖

内頸静脈は直接見えないし触知もできません．内頸静脈は頭蓋骨から出て乳様突起の前内側を走り，2つの胸鎖乳突筋頭の間の深部を通過し，胸鎖乳突筋の鎖骨頭の内側で鎖骨下静脈と合流します（図1）．

患者さんをトレンデレンブルグ体位（下肢挙上）にすると内頸静脈は拡張します．右内頸静脈は，上大静脈に直結して頭側に走っており，心臓内にペーシングや肺動脈ラインを入れやすいので，左よりもCV line挿入に適しています．右利きの人にとっては，右の内頸静脈への挿入の方が容易だからでもあります．内頸静脈穿刺は前方，中央，後方の3つのアプローチがありますが（表1），中央からのアプローチ〔頸静脈三

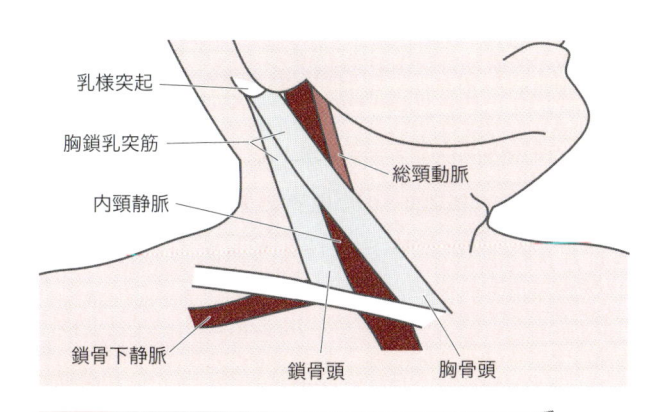

図1　内頸静脈の解剖図

表1	内頸静脈穿刺の3つのアプローチ
前方アプローチ	穿刺部位：甲状軟骨の高さで胸鎖乳突筋の内側
	穿刺角度：45°の角度で同側の乳頭方向に穿刺
中央アプローチ	穿刺部位：頸静脈三角の頂点
	穿刺角度：30〜45°の角度で，同側の乳頭方向に穿刺
後方アプローチ	穿刺部位：鎖骨から乳様突起に向かう線上3分の1の位置で胸鎖乳突筋の外側
	穿刺角度：30〜45°で，胸骨切痕に向けて穿刺

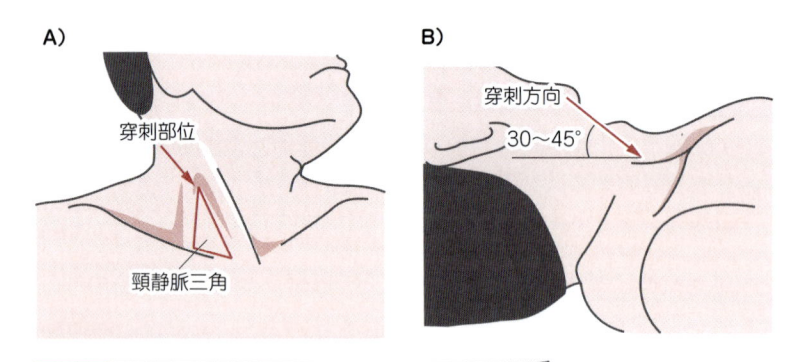

図2 中央アプローチでの穿刺部位と穿刺方向

A) 頸静脈三角の頂点から穿刺．頸静脈三角（小鎖骨上窩）は胸鎖乳突筋の胸骨頭と鎖骨頭の間，鎖骨を底辺としたくぼみである
B) 皮膚（水平面）に対し約30〜45°の角度で同側の乳頭の方向

角（小鎖骨上窩）の頂点から穿刺〕で頸動脈穿刺と気胸のリスクを減らすことができます（図2）[2]．

4）手技の実際〜右内頸静脈への中央アプローチ

必要物品を下記に示します．

> **CV line 挿入時の必要物品**

- 術者全員分の滅菌手袋・滅菌ガウン・帽子・フェイスシールド付マスク
- 消毒薬
- ガーゼ数枚
- シャープコンテナ
- 穴あき滅菌ドレープ
- 紙ドレープ
- 大きな滅菌ドレープ
- トリプルルーメンカテーテル 7F：16 cm
- 1％リドカイン
- 5〜10 mL シリンジ数本
- 麻酔用注射針（23G などの細い針）
- イントロデューサー針（本穿刺用の注射針 18G）
- ファインダー針（深部の局所麻酔および試験穿刺用の注射針，22G など）
- ガイドワイヤー
- 11 番のメスの刃
- ダイレーター
- シースイントロデューサー 8.5F：10 cm
- 縫合セット
- ドレッシング材

手技の実際を以下に示します．

● **準備**

❶患者さんに手技の説明をする．

❷患者さんにパルスオキシメーターと心電図モニターを装着．

❸患者さんを 15〜30°ぐらいのトレンデレンブルグ体位（下肢挙上）にする．

❹手技を施行しやすくするために患者さんのベッドを適度な高さに調整．

❺患者さんの頭を軽く左方向に向けて鎖骨と 2 本の胸鎖乳突筋頭の作り出す三角形を見つける．

※強く側方視させると動脈と静脈が重なり損傷リスクが高まるので注意．

❻帽子・マスクをしたら石鹸で手洗いをして滅菌ガウンと滅菌手袋を装着．

❼鎖骨から耳，肩から気管を越えたところまで，皮膚を消毒．

❽穴あき滅菌ドレープを，穴の中心が穿刺部位にくるようにかける．

❾大きな紙滅菌ドレープを患者さんの体全体にかける．

❿カテーテルのすべての注入口を滅菌生理食塩水で洗浄．

⓫トリプルルーメンカテーテルを使用する場合，近位と中央の流出口の注入口をキャップで止め，ガイドワイヤー通過用の末梢流出口は開けたままにする．

⓬1％リドカインを 5〜10 mL シリンジに吸い，23G などの細い針に

付け替える．

⓭18Gイントロデューサー針を別の5〜10 mLシリンジにつける．

● **試験穿刺**

⓮体表解剖で2つの胸鎖乳突筋頭と鎖骨でできた頸静脈三角（小鎖骨上穿）を見つける．

⓯総頸動脈を左手で触知する．内頸静脈は総頸動脈の前外側を走っている．

⓰患者さんにバルサルバ法をやってもらうか，介助者に患者さんの心窩部を圧迫してもらう．

※これらにより静脈が拡張する．

⓱カテーテルを挿入する場所を選び穿刺部位を⓬の1％リドカインで局所麻酔．

※穿刺部位は頸静脈三角の頂点（図2A）．

⓲22Gのファインダー針に付け替え試験穿刺をする（穿刺方向は30〜45°の角度で同側の乳頭方向，図2B）．

⓳非利き手の示指と中指を内頸動脈の上に置き，常に動脈の位置を確認しておく．

⓴針をゆっくり進めながら刺入部に沿ってリドカインをところどころに注入する．

㉑内頸静脈の赤黒い血液がシリンジに引ければ静脈に当たったことを意

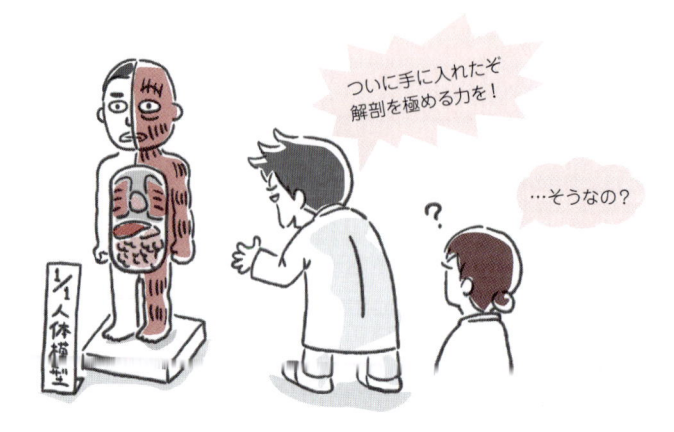

味する．
※明赤色の拍動性の血液が引けた場合には動脈なのですぐに刺入をやめる．
㉒当たらないときは針先を皮膚の下すぐのところに戻し，少し方向を変えて再施行．
● 本穿刺
㉓ファインダー針が内頸静脈に入ったらイントロデューサー針を挿入（下記2方法のうちいずれかを用いる）．

> **イントロデューサー針の挿入法：2つの方法**
>
> **1）ファインダー針をガイドとして用いる方法**
> ❶非利き手でファインダー針を保持．
> ❷利き手でイントロデューサー針をファインダー針の上から刺す．
> ❸吸引をかけながらファインダー針と平行に静脈に入るまで進める（図3A）．
>
> **2）ファインダー針を抜く方法**
> ❶ファインダー針の軌道と深さを覚えておく．
> ❷ファインダー針を抜く
> ❸イントロデューサー針を吸引しながら同じ軌道で静脈に入るまで進める（図3A）．

● ガイドワイヤーの挿入
㉔イントロデューサー針の外筒（ハブの部分）を非利き手でつかみ，外筒の針が動かないように，内針とともにシリンジを利き手で外す．
㉕外筒から静脈血の逆流を確認する（図3B）．
※逆流がなければ，シリンジをつけて陰圧をかけながら逆流のあるところまで少しずつ引き抜く．
㉖非利き手の示指で外筒を塞ぎ空気が入らないようにする．
㉗非利き手で針を押さえながら，利き手でガイドワイヤーを外筒内に入れる（図3C）．
※ガイドワイヤーのケースには，先が細くなったプラスチックのコネクターが付いており，これによりJ型ワイヤーの先端を真っすぐに

5. 基本的手技のコツと注意

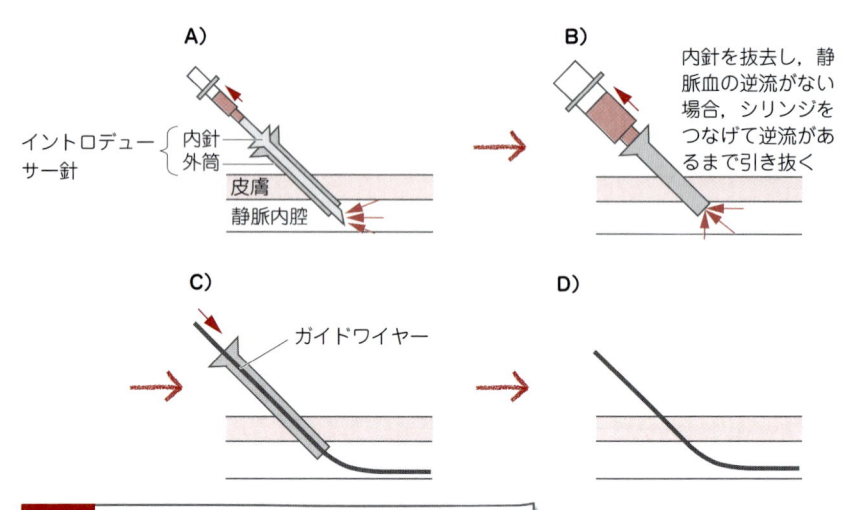

図3　本穿刺からガイドワイヤー挿入まで

A) 本穿刺は針が太くなり血管壁を貫通しにくくなっているので，試験穿刺で血液逆流を認めたところから2 mmほど深く進める
B) 内針を抜去し，外筒からの静脈血の逆流により内腔が静脈内にあることを確認する．逆流がなければ外筒にシリンジをつけて陰圧をかけ，血液の逆流があるところまで少しずつ引き抜く
C) 逆流が確認できたところでガイドワイヤーを挿入する
D) ガイドワイヤーを動かないように保持しながら外筒を抜く

文献5を参考に作成

できる．針の外筒にガイドワイヤーが入りやすいように，J型の部分が完全に真っすぐになっていることを確認．

㉘利き手の母指でガイドワイヤーをゆっくりと静脈内に進める．

㉙常に十分な長さのガイドワイヤーが残っていることを確認．

　※イントロデューサー針を抜くときにガイドワイヤーを固定するのに必要．

- 15 cm以上ガイドワイヤーを挿入する必要はありません．
  （右房は成人平均で内頸静脈から約20 cmのところにあります）
- ガイドワイヤーがうまく通過しないときには，一度手技を止めて血液が引けるかシリンジで確認します．無理にワイヤーを進めてはいけません．
- ガイドワイヤーを進めるのが難しければ，少しガイドワイヤーを引いて，少し回転させ，もう一度進むか試してみます．

- 大血管系に入ったらガイドワイヤーは放さないようにします．
  （もし血管内にワイヤーが入ってしまったら手術が必要！）

㉚ガイドワイヤーを動かないように保持し，イントロデューサー針（外筒）を抜き取る（図3D）．

㉛超音波を用いてガイドワイヤーが正しく内頸静脈に入っていることを確認．

● カテーテルの挿入

㉜皮膚に11番のメス刃で切り込みを入れて刺入部を広げる．
　※ガイドワイヤーをメス刃で切らないように．

㉝ダイレーターをガイドワイヤーに通しながら，血管内まで進める．
　※いくらか抵抗を感じるが少し回転させながら進める．

シースイントロデューサーを挿入する場合

　シースイントロデューサーを挿入したいときは，ダイレーター挿入時にシースイントロデューサーを同時挿入します．このとき，シースが完全に入ったら，ダイレーターとワイヤーを一緒に抜き，シースの一方向弁を時計回りに回して止め，シース横についているポートにシリンジを付け，血液を引いて血管内に留置されていることを確認し，生理食塩水でフラッシュします．

㉞ダイレーターを取り除く（挿入部位からの出血があるかもしれないがそれは正常）．

㉟カテーテルをガイドワイヤーに通して血管内に挿入．

㊱カテーテルを進めてガイドワイヤーを末梢側から出す．
　※もしワイヤーが遠位端ポートから出せる程度の十分な長さがなければ，カテーテルを進める前にワイヤーを必要なだけ引っ張っておく．

㊲カテーテルの先端は上大静脈内に位置するようにする（成人では内頸静脈から右房までの距離は約20 cm）．

㊳非利き手でカテーテルのハブをつかみガイドワイヤーを利き手で抜く．

㊴シリンジをハブに付けて血液を吸引し，カテーテルが血管内にあることを確認．

㊵ラインから静脈血が引けることを確認して正しい場所に入っていることを確認．

㊶拍動した血液がラインから出てきたら動脈内に留置したことを意味する．
　※動脈内に入っているか疑問に思ったときは，血液ガス分析器でPO_2を測ってみる．
　※動脈誤穿刺ではすべて抜いて，穿刺部位を少なくとも10分以上圧迫．

㊷滅菌生理食塩水でフラッシュして，注入口にキャップをする．
　中位・近位部の注入口も詰まってないか確認するために滅菌生理食塩水でフラッシュしてキャップする．

㊸患者さんのトレンデレンブルグ体位を元に戻す．

㊹刺入部を縫合して固定．

㊺刺入部を透明の滅菌ドレッシング材で覆う（ガーゼは不要）．

㊻ガウン，グローブ，帽子，マスクを外し，手を抗菌薬入りの石鹸で洗う．

内頸静脈穿刺アプローチの超音波ガイダンス法

内頸静脈穿刺アプローチの超音波ガイダンス法はより安全な手技として急速に広まってきています．この方法について下記に示します．

❶滅菌した超音波プローブまたは滅菌した袋に入れた超音波プローブを用意する．

❷2つの胸鎖乳突筋が合わさる頸静脈三角（図2A参照）の頂点を同定しその中央にプローブを当てる．

❸内頸静脈の走行を同定する．
　・内頸静脈はこのレベルの深さで総頸動脈のやや外側を走行している．
　・静脈の断面図は，卵形をしていることが多く，円形の頸動脈と区別できる．
　・内頸静脈はプローブにより圧をかけると簡単に圧迫されるのに対し，頸動脈は圧力をかけても圧迫されず拍動が見られる（図4A）．

❹18〜20Gの静脈カテーテルをプローブの約1cm下部に穿刺し，陰圧をかけながら針先を静脈の走行に沿って進める．

❺針の進行方向の組織を指で圧迫し，静脈の変形をみながら進行方向を超音波で確認（図4B, Cも参照）．

❻血液がシリンジに引けたら針の進行を止め，針に沿ってカテーテルを押し込む．

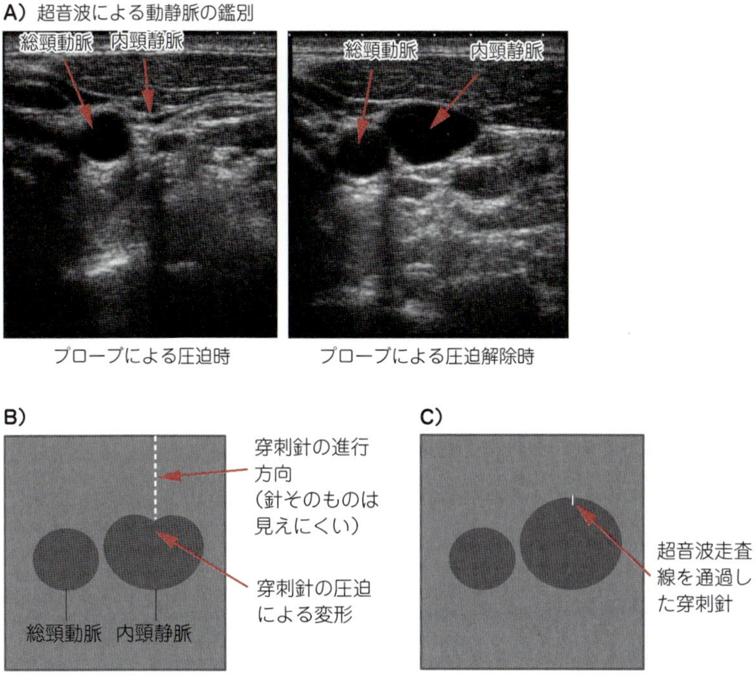

図4 超音波ガイダンス法

A) 超音波による動静脈の鑑別
- 総頸動脈／内頸静脈（プローブによる圧迫時）
- 総頸動脈／内頸静脈（プローブによる圧迫解除時）

B) 穿刺針の進行方向（針そのものは見えにくい）／穿刺針の圧迫による変形／総頸動脈／内頸静脈

C) 超音波走査線を通過した穿刺針

A) プローブを皮膚に押さえつけることにより内頸静脈は容易に潰れる．また，バルサルバ法を行うと内頸静脈は拡張するため，鑑別点となる
B) 穿刺針に押されて内頸静脈の穿刺部位側が変形することに注視する
C) 穿刺針の進行を超音波の走査線が捉えにくいため，穿刺針が超音波走査線を通過する際に突然高エコーの点（穿刺針）が出現する場合が多い

文献5より転載

● 手技後のケア

　手技後ケアではまず，カテーテル位置の確認を行います．X線写真でカテーテルの先端が上大静脈内にあり，右房にないこと（気管分岐部よりも下にないこと）を確認します．気胸がないことも確認します．

　中心静脈カテーテルに関連する血流感染のリスクを最小限にするために，各ラインのドレッシングは少なくとも72時間ごとに（緊急挿入の場合はより短期間で），清潔操作で交換します．交換の際には消毒し，新

5. 基本的手技のコツと注意

しい滅菌ドレッシングで覆い日付を記載します．ワイヤーに沿ったライン交換や，新しい場所にラインを新規に留置することなどでは，ライン感染のリスクは減少しません[3]．

5）合併症

主要な合併症を下記に示します．

中心静脈ライン挿入に関連する合併症

【機械的合併症】
- 出血，血腫，血胸
- 気胸
- 空気塞栓
- 不整脈
- 心臓穿孔＋心タンポナーデ
- 神経損傷（横隔神経，反回神経）

【感染性合併症】
- 血流感染症

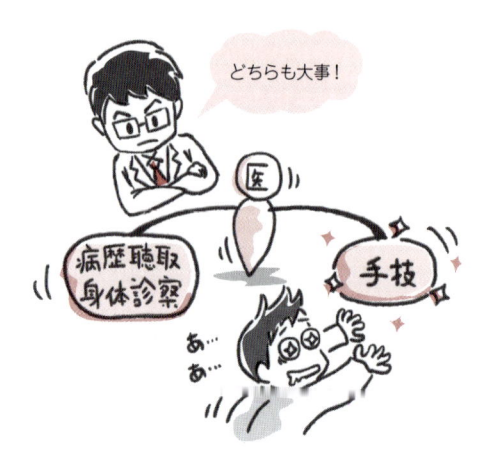

イントロデューサー針などで動脈を傷つけた場合，出血や血腫，血胸を起こすことがあります．**動脈誤穿刺の頻度**は大腿静脈穿刺時に多く，次に内頸静脈で多くなります．内頸静脈や大腿静脈の穿刺のときには，非利き手で動脈を触知しながら行えば，動脈穿刺のリスクは減少します．さらに超音波を用いることで，内頸静脈へのカテーテル挿入時の動脈穿刺のリスクは減少します[4]．

　致命的な合併症として**気胸**があります．そのリスクは，鎖骨下静脈が最も高くなります．このリスクを減らすには，針挿入時に浅い角度を保ち，また，静脈を探し当てるときに針を深く挿入しすぎないようにします．もし，患者さんが急激に呼吸困難になり，ライン挿入側の肺で打診上鼓音となっている場合には気胸を疑い，緊急脱気を行います．もし気胸が起こっても中心静脈ライン（CV line）が必要な場合には，両側気胸を起こさないように**反対側からの再刺入ではなく**，気胸と同側の静脈で再施行します．

　カテーテル関連の血栓のリスクは，挿入部位によって異なります．鎖骨下静脈の場合は最も低く，大腿静脈で最も高くなります．CV lineからヘパリンを投与することで，血栓のリスクを減らすことができます．稀に，鎖骨下や内頸静脈にラインを挿入しているときに，患者さんの吸気時に空気がカテーテルに入り，空気塞栓が心臓に達することがあります．これを予防するためには，挿入時には患者さんをトレンデレンブルグ体位にして，いつもカテーテルの入り口には空気が入らないように塞いでおきます．患者さんが深呼吸してカテーテル内に空気が入り，突然急変したようなときには，空気塞栓が起きたことを疑います．**空気塞栓では100％酸素を投与**します．

　心臓にガイドワイヤーやカテーテルが入ると，心筋を刺激して**不整脈**が起こることがあります．そのため，中心静脈カテーテル挿入時には，必ず心電図モニターを付けます．**心臓穿孔**もラインの挿入距離が長すぎることが原因です．**神経損傷**は刺入部位で深く刺入しすぎることが原因であることが多いです．

　カテーテル関連の**血流感染症**のリスクを最小限にするために次の方法を行います．まず，患者さんのケアの必要がなくなったら，すぐに抜去

5. 基本的手技のコツと注意

します．そして，最大限の清潔操作で行います（maximal precaution）．また，大腿静脈より内頸静脈か鎖骨下静脈を使用することでリスクを減らすことができます．刺入部を少なくとも2日に1度は確認して，もし感染徴候があればラインを抜去します．カテーテル挿入後に菌血症や敗血症になったときには，カテーテル関連感染症をかならず疑い精密検査を行います．

③ 動脈ライン挿入

1）適応

動脈ラインは，**ショックなどの重症患者**の血圧モニタリングを行うことができ，血液ガス検査のための採血も可能となります．動脈ラインによる血圧モニタリングが必要な場合は，**血管収縮薬を使用して血行動態が不安定な患者さんや高血圧緊急症の患者さん，外傷や蘇生中の内科患者さんなど**です．なお，動脈ラインからの血液培養は，静脈採血とほぼ同等の感度と特異度です．

2）禁忌

動脈ライン挿入の絶対的な禁忌はありません．ただし，**血栓溶解療法を受けた患者さんや播種性血管内凝固（DIC）**では，動脈ライン挿入は必要なときのみ施行します．ヘパリンやワルファリンなどの抗凝固療法を受けている患者さんでも動脈ライン挿入は安全に行うことができます．動脈穿刺部位に**雑音や拍動消失がある場合**，別の部位での挿入を考慮します．

3）解剖

橈骨動脈は，表面に近く，簡単に穿刺でき，血腫ができても穿刺後の圧迫が可能であり最もよく用いられます．橈骨動脈は腕の掌側で橈骨茎

の内側の近位側にあります．

　大腿動脈のカテーテル挿入は，他の部位と同様に安全であり，ライン感染率が高いということもありません．低血圧の患者さんでは，大腿動脈でのみ脈拍を触知できる場合があり，その場合は大腿動脈が最も適しています．動脈波形分析が必要な場合は，大動脈波形に近い大腿動脈波形を使用するとよいでしょう．大腿動脈は恥骨結合と上前腸骨棘の間にあり，鼠径靱帯の下を通り，大腿静脈の外側で大腿神経の内側にあります．

4）手技の実際

　必要物品を下記に示します．

動脈ライン挿入時の必要物品

- 術者全員分の滅菌手袋・滅菌ガウン・帽子・フェイスシールド付マスク
- 消毒薬
- 滅菌ドレープ
- 2.5または5 mLシリンジ
- 24Gなどの細い注射針
- アドレナリン無添加1％リドカイン
- 動脈ラインカテーテルキット（サーフロー\®針などの標準的な静脈カテーテルでよい）
- トランスデューサー
- 縫合セット
- テープ
- 抗菌薬軟膏・ドレッシング材
- 固定用器具のアームボード（橈骨動脈穿刺の場合）
- ガーゼを丸めたもの（橈骨動脈穿刺の場合）

● **準備段階の手順**

❶患者さん（または家族）に手技を説明し同意を得る．

❷帽子・マスクをしたら石鹸で手洗いをして滅菌ガウンと滅菌手袋を装着．

❸滅菌ドレープを用い，手技の間は滅菌手袋を使用する．

　動脈穿刺について2カ所の動脈のそれぞれでみていきます．

● **橈骨動脈穿刺の手順**

❶患者さんの腕をベッドサイドのテーブルに固定する．

❷手首を30～45度で背屈させ，アームボードで固定する（**図5**）．

　※ガーゼを丸めたものを手背の下に置くと安定する．

30〜45°で背屈　　橈骨茎状突起

ガーゼを丸めたもの

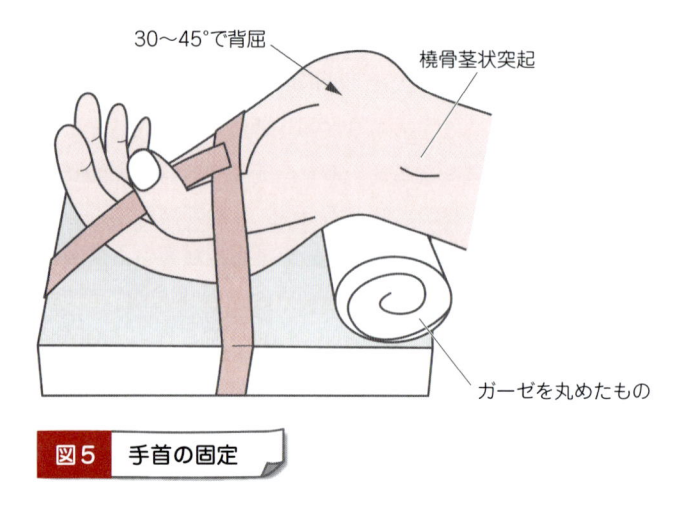

図5　手首の固定

　　※過剰に背屈させると脈拍が弱くなり手技が困難となるので注意．
❸橈骨茎状突起より遠位で，非利き手の示指と中指で動脈を同定する．
❹手技中は動脈穿刺部位より近位を触知する．
　　※動脈を強く圧迫すると血流が減り手技が困難となる．
❺皮膚を消毒し滅菌ドレープをかける．
❻アドレナリン無添加1％リドカインで麻酔を行う．
　　※局所麻酔には24G以下の針を用い，0.5 mL程度の皮下小膨隆を
　　　1％リドカインでつくる．
　　※動脈攣縮予防のためアドレナリンの使用は避ける．
❼カテーテル挿入：皮膚に30°の角度で手首の皺から2〜3 cm近位で
　　穿刺．
❽最も動脈拍動が強い方向に向かってカテーテルをゆっくり進める．
❾動脈に入ると拍動性の動脈血がカテーテル内に認められる．

● **大腿動脈穿刺の手順**
❶患者さんを仰臥位にして下肢を自然な位置にする．
❷鼠径靱帯の3〜4 cm遠位で動脈を同定する．
❸処置中は穿刺部位より近位の動脈を触知する．
❹皮膚を消毒し，滅菌ドレープをかける．

糸
皮膚
カテーテル

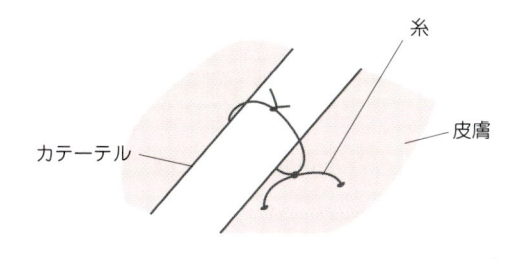

図6　カテーテルの皮膚への固定縫合

❺アドレナリン無添加1％リドカインで麻酔を行う．
　※局所麻酔には24G以下の針を用い，0.5 mL程度の皮下小膨隆を1％リドカインでつくる．
　※動脈攣縮予防のためアドレナリンの使用は避ける．
❻皮膚に45°の角度で，鼠径靱帯の遠位3～4 cmでカテーテルを挿入穿刺する．
　※大腿動脈ライン穿刺には18ないし20G以上の針を用いる．
　※体幹中枢に近すぎると腹腔内または骨盤内出血をきたすことがある．
　※針先端のベベルを上に向けて穿刺．
❼動脈拍動の最も触知する方向に向けてゆっくりカテーテルを進める．
❽拍動性の動脈血の逆血を確認する．

　カテーテル挿入後は，トランスデューサーのチューブをカテーテルに接続し，カテーテルを皮膚に固定縫合します．2-0絹糸か5-0ナイロン糸を用います．最初にカテーテルのそばの皮膚に引っかけ，カテーテルに付けずに結び目をつくります．結び目から余分な糸を取り，別の結び目をつくり，カテーテル接続部の周りに固定します（図6）．テープや特殊な針保護装置も使うこともあります．

　その後は，事前に組み立てたトランスデューサーに接続部をつなげます．トランスデューサーは高圧チューブ，圧トランスデューサー，高圧バッグに入った静注輸液からなります．静注輸液バッグは300 mmHgの高圧バッグで閉鎖されており，高圧バッグはトランスデューサーへの逆血を防止します．

穿刺部位は，抗菌薬軟膏を塗布し，滅菌ドレッシング材で覆います．

5）合併症

主要な合併症には下記のようなものがあります．

> **動脈ラインの合併症**
> - 末端の虚血
> - 出血
> - 感染症
> - 神経損傷
> - 仮性動脈瘤や動静脈瘻形成

カテーテル穿刺部末端の血管合併症があれば，カテーテルを抜去します．**動脈ラインは常に見えるようにし**，ベッドや患者や他の装置で隠れないようにしておきます．不注意に抜去されると大出血につながるため，速やかに見つける必要があります．感染症のリスクを減らすためチューブを48〜72時間ごとに交換し，カテーテルは7日ごとに交換します．

4 経口気管挿管

1）適応

気管挿管の適応には，酸素化や換気が不十分，気道確保や誤嚥防止が必要な状況などがあります．

2）禁忌

気管挿管の禁忌には，意思決定能力のある患者さんからの事前の蘇生拒否や挿管拒否のほか，気管断裂があります．

3）手技の実際

必要物品を下記に示します．

> **気管挿管時の必要物品**
>
> - 標準予防措置（マスク，手袋）
> - バッグバルブマスク
> - 口咽頭または鼻咽頭エアウェイ
> - 酸素ボンベとチューブ
> - 心電図モニター
> - パルスオキシメーター
> - 自動血圧計
> - ラリンジアルマスクエアウェイまたはラリンジアルチューブ
> - 鎮静薬と筋弛緩薬などの必要薬剤
> - 標準的な喉頭鏡とブレード（電池の残を確認する）
> - 挿管チューブ（数種類の大きさのもの）
> - スタイレット
> - 10 mL注射器
> - リドカインゼリー
> - 吸引用カテーテルとチューブ
> - 気管チューブイントロデューサー（ガムエラスティックブジー，GEBなど）
> - 終末呼気二酸化炭素検出器
> - 挿管チューブ固定用テープと固定器具
> - 人工呼吸器

手技の具体的手順を以下に示します．

❶患者さんの頭がベッドの端に，術者の胸骨の高さにくるようにする．
❷鎮静薬や筋弛緩薬をかける前に，気道を評価．
❸患者さんを酸素化する．
❹酸素飽和度が90％を切るような場合にはバッグバルブマスク換気を行う．
❺鎮静と筋弛緩を行う．
❻水平仰臥位で患者さんの頭の下に枕を入れ，頭部を後屈させ，以降で述べる（❼〜❾）喉頭鏡喉頭展開によって舌根部を持ち上げる（図7）．
❼左手で喉頭鏡を持ち，舌の右側よりゆっくりとブレードを挿入し舌を左上方によける．
❽喉頭蓋谷の部分に曲がったブレードの先端がくるように挿入．
　※直のブレードの場合，先端は喉頭蓋の下（背側）にくるように
❾喉頭鏡を前方上方へ持ち上げて，声帯が見えるようにする．
❿挿管チューブを患者さんの右口角より挿入．

5．基本的手技のコツと注意　165

A）水平仰臥位

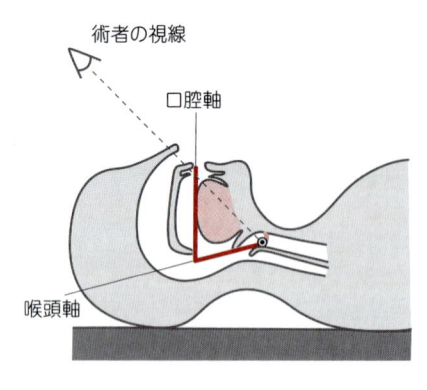

術者の視線
口腔軸
喉頭軸

B）頭の下に枕を入れる：喉頭軸の調節

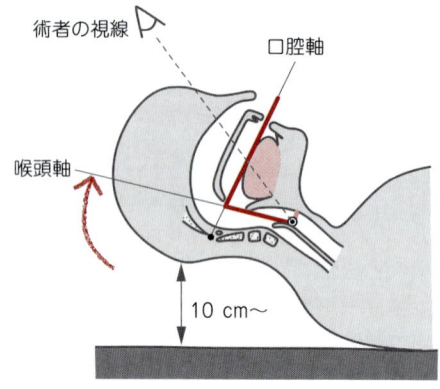

術者の視線
口腔軸
喉頭軸
10 cm〜

C）頭部を後屈させる：口腔軸の調節

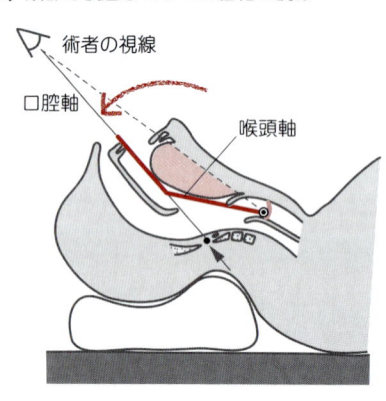

術者の視線
口腔軸
喉頭軸

D）舌根部を持ち上げる：喉頭展開

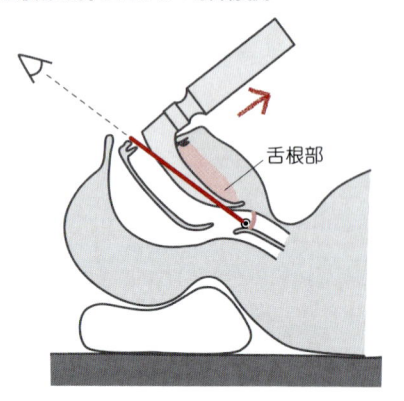

舌根部

図7　喉頭展開

A）口腔軸，喉頭軸の2つの軸をできるだけ一直線にし，術者の視線に近付けることが目標である．
B）頭の下に10cm以上の枕を入れ，頭頸部全体を前傾させる．喉頭軸が持ち上がり，術者の視線に近づく（→）．肩の下に枕を入れてしまうと喉頭軸が逆の方向に動いてしまうことに注意．
C）後頭骨・環椎関節を軸に（→），頭部を後屈させる．口腔軸と喉頭軸の作る角度が緩やかになるとともに，術者の視線との間の角度が小さくなる（→）．
D）最後に残った障壁である舌根部を喉頭鏡で除けると視線と口腔・喉頭軸が一致して声門が直視できる．喉頭鏡操作によって声帯もはねあがっていることに注意．

文献6より転載

⓫ 声帯を通り抜け，先端を声門の約3～4 cm越えたところに進める．
⓬ カフを膨らませる．
⓭ 挿管チューブが確実に気管内に挿管されたかどうかの確認には，**終末呼気二酸化炭素検出器**で行う．
※挿管チューブの深さを確認するために**両肺の聴診**を行う．

　手技後の行動で重要なことは，まず**挿管チューブの位置確認**です．挿管チューブを固定し胸部X線ポータブル撮影を行います．その後血液ガスを採取し人工呼吸器の条件を設定します．人工呼吸器管理中は鎮静と鎮痛を行うことも重要です．

4）合併症

　食道挿管，片肺挿管，歯・咽頭・気道の損傷などがあります．上記の手技を正しく施行すればこれらの合併症の発症リスクを減らすことができます．

5 腰椎穿刺

1）適応

　腰椎穿刺の適応には，髄膜炎・くも膜下出血の評価，特発性頭蓋内圧亢進症での診断と治療的髄液除去，その他の神経疾患の診断，抗癌剤髄注，脊髄造影のための造影剤注入などがあります．**細菌性髄膜炎を疑った場合には30分以内**に施行します．

2）禁忌

　腰椎穿刺の禁忌には，脳腫瘍や頭蓋内占拠性病変で頭蓋内圧亢進が疑われる場合，および穿刺部位の皮膚感染症，出血傾向などがあります．

図8 腰椎穿刺する部位と体位

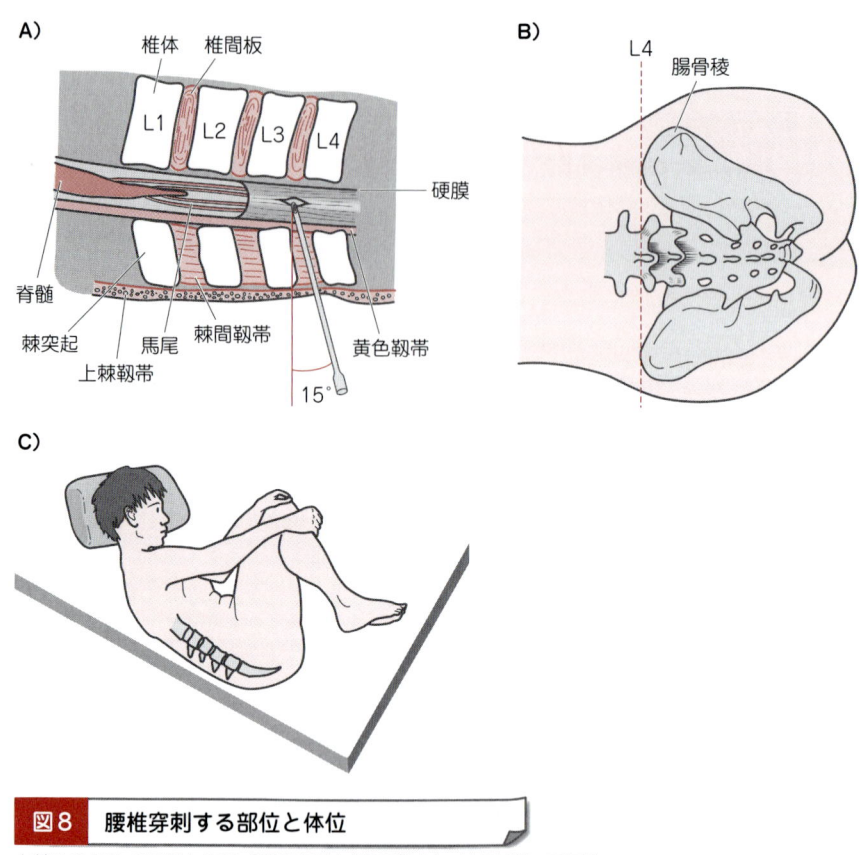

文献7のⅠ章-3処置と穿刺「腰椎穿刺」（槇田浩史）より改変して転載

3）解剖

　　成人では脊髄は脊椎L1レベルで終わり，その下に馬尾が伸びています．通常，L3-L4またはL4-L5椎間が穿刺に選択されます（図8A）．L4棘突起は後上腸骨稜の高さにあります（図8B）．腰椎穿刺針は上棘靱帯，棘間靱帯，黄色靱帯，硬膜，くも膜を通過します．椎突起は尾側に下向きの方向の角度がついています．棘突起間の間隔は，背部と殿部を屈曲することで広がるので，患者さんを側臥位にしたときは膝を抱えるような体位をとってもらう（図8C）か坐位では前屈させて行います．

4）手技の実際

　必要物品を下記に示します．腰椎穿刺針は，新生児・乳児では23G翼状針，幼児・年長児では22〜24G腰椎穿刺針，成人では22〜23G腰椎穿刺針が必要となります．肥満患者ではより長い腰椎穿刺針が必要なことがあります．

腰椎穿刺時の必要物品

- 標準予防措置（マスク，手袋）
- 滅菌ガーゼ
- 滅菌ドレープ
- 消毒薬
- アドレナリン無添加の1〜2％リドカイン
- 3 mL注射器
- 25G針
- 腰椎穿刺針
- スタイレット
- 三方活栓付マノメーター
- 滅菌スピッツ（採取順に1〜4の番号を付ける）
- 絆創膏

　具体的手順を以下に示します．

❶手技について患者さんに説明し同意を得て，患者さんの体位を決める（側臥位もしくは坐位）．

❷側臥位では患者さんの背部と殿部を可能な限り屈曲させる．
坐位ではベッドの端に座ってもらい背部と殿部を可能な限り屈曲してもらう．

❸L3-L4間のL4棘突起のすぐ上で穿刺を行うか，1つ下のL4-L5間で穿刺を行うか決める．

❹棘突起間のくぼみを触知し穿刺部位をマーキング．

❺フェイスマスクと手袋を装着し標準予防措置を行う．

❻穿刺部位を消毒しドレープをかける．

❼局所麻酔を行う．

❽腰椎穿刺針にスタイレットが完全に入っていることを確認．

❾採取用の滅菌スピッツをそろえる．

❿三方活栓付のマノメーターと腰椎穿刺針を連結管で組み立てる．

⓫利き手で腰椎穿刺針を保持．

図9　穿刺の様子

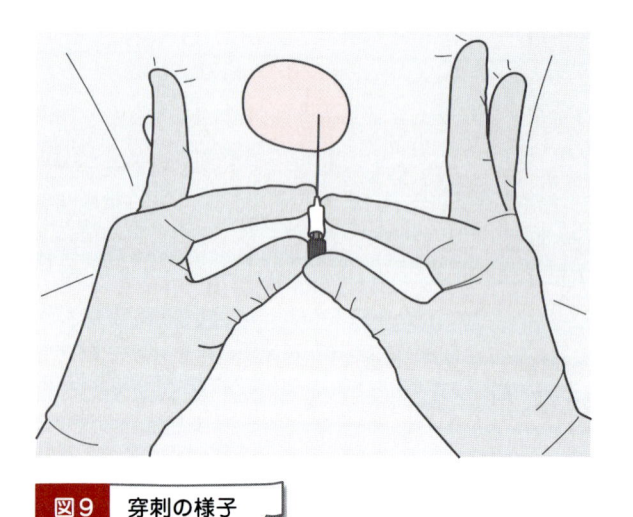

両母指・示指で穿刺針を固定し，他の指で患者さんの身体を支え，垂直な角度を保つ

❷利き手でない方の手の母指と示指で穿刺部位に針の尖端を導く．
❸図9のように針を保持し，やや頭側，臍の方向にゆっくり針を進める．
❹約5mmごとに止めて，スタイレットを抜いて髄液漏出を確認．
　※コツとしては抜ける感じがするたびに止めること．
　※針を進める前にスタイレットを元に戻す．
❺初圧を測定し髄液を採取．
❻針を抜き，皮膚を洗浄．
　※針を抜く前にスタイレットを戻す．
❼皮膚を洗浄し，絆創膏を貼る．

　手技後は特に患者さんを臥床させておく必要はありません．ただし，凝固能低下や外傷性穿刺の既往のある患者さんでは，数時間は経過観察します．髄液の結果に応じて，適切なタイミングで特異的な治療を行います．

5）合併症

主要な合併症を下記に示します．

腰椎穿刺の合併症

- 硬膜穿刺後頭痛
- 脳ヘルニア
- 出血性合併症（硬膜外血腫など）
- 局所の神経根損傷と背部痛
- 感染症
- 類上皮腫

合併症を防ぐためには，できるだけ細い針を使用すること，出血傾向がないことを確認すること，頭蓋内占拠性病変を疑うような徴候がないことを確認すること，腰部の皮膚に感染がないことを確認すること，などが挙げられます．

6 各手技すべてに大事なこと

中心静脈ライン挿入，動脈ライン挿入，気管挿管，腰椎穿刺の各手技についてみてきました．適応と禁忌を踏まえること，解剖をおさえること，患者さんへの説明，などは最重要です．具体的な手順では清潔操作（中心静脈ライン挿入ではmaximal precaution）と正確な手技を心がけます．決してあわてず，騒がず，怒鳴らず，「平静の心」で行うと手技の成功率が高くなります．

研修医チェックリスト

- ☑ 適応を確認する
- ☑ 禁忌を確認する
- ☑ 解剖をおさえる
- ☑ 患者さんまたは家族へ説明する
- ☑ 物品をそろえる
- ☑ 清潔手技で行う
- ☑ 正確な手順で行う
- ☑ 平静の心で行う

◆ 参考文献

1) Doerfler ME, et al：Central venous catheter placement in patients with disorders of hemostasis. Chest, 110：185-188, 1996
2) Mickiewicz M, et al：Central venous catheterization and central venous pressure monitoring.「Clinical Procedures in Emergency Medicine, 4th ed」(Roberts JR & Hedges JR, eds), pp413-446, WB Saunders, 2004
3) Cobb DK, et al：A controlled trial of scheduled replacement of central venous and pulmonary-artery catheters. N Engl J Med, 327：1062-1068, 1992
4) Randolph AG, et al：Ultrasound guidance for placement of central venous catheters: a meta-analysis of the literature. Crit Care Med, 24：2053-2058, 1996
5)「ビジュアル救急必須手技ポケットマニュアル，改訂版」(箕輪良行，児玉貴光/編)，羊土社，2012
6)「格段にうまくいく！日常診療実践の手技とコツ」(名郷直樹/監)，羊土社，2011
7)「臨床研修イラストレイテッド：第1巻 基本手技［一般処置］，改訂第4版」(奈良信雄/編)，羊土社，2011
8)「臨床研修イラストレイテッド：第2巻 基本手技［救急処置］，改訂第4版」(奈良信雄/編)，羊土社，2011
9)「臨床研修イラストレイテッド：第3巻 基本手技［診察と検査］，改訂第4版」(奈良信雄/編)，羊土社，2011

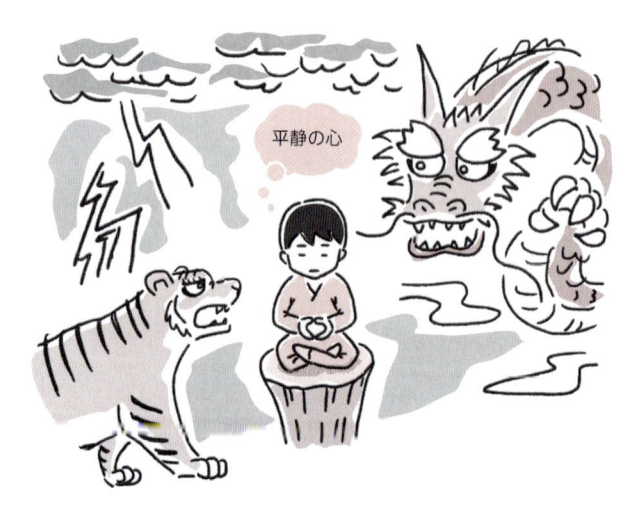

第2章 研修医の臨床力を上げます

6 抗菌薬選択の大原則
起炎菌の特定と抗菌薬の選び方，使い方

徳田安春

1 「細菌感染症＝抗菌薬が必要」ではない

風邪などのウイルス感染症で抗菌薬が不要なことは常識です．しかし，「細菌感染症＝抗菌薬が必要」でもありません．**細菌感染症には抗菌薬なしで自然軽快するものも多くあります**（下記）．一方，COPDなどの基礎疾患を有する患者さんでの気管支炎（COPD急性増悪）では抗菌薬を使用します．なお，COPDの診断は身体診察でも可能です[1]．

抗菌薬の選択を考える前に，まず抗菌薬が必要かどうかを検討するようにしましょう．

抗菌薬の原則不要な感染症

- 小児急性滲出性中耳炎
- A群溶連菌以外の咽頭炎（膿瘍なし）
- 気管支炎（基礎疾患なし）
- 急性副鼻腔炎（発症1週間～10日間以内で軽症）
- 急性腸炎（非旅行者で軽～中等症）*
- 無症候性細菌尿（妊婦と泌尿器科術前患者以外）

＊抗菌薬投与で逆に症状増悪することあり（病原性大腸菌による腸炎など）

❷ 細菌感染症の診断

　細菌感染症の診断は，診断学の基本である病歴聴取と身体診察によって起炎菌の予測も含めた初期診断を行い，必要に応じて検査とグラム染色により確認し，培養結果によって再確認します．

　主な部位別感染症における特徴的な病歴と身体所見，代表的な起炎菌（市中）を表1に示します．

❸ 主な細菌のグラム染色所見

　グラム染色は細菌の表層構造の違いによって染色性が異なることを利用し，細菌を染別する染色方法です．検体をスライドグラスに定着し，クリスタル紫，ヨウ素液，アルコールを作用させると細胞壁の厚い菌は青色に，細胞壁の薄い菌は無色になります．そこで，赤色のフクシン希釈液（またはサフラニン液）を作用させると，無色になっていた細胞壁の薄い菌は赤色に染色されます．**青または黒紫色になった菌をグラム陽性（＋），赤または朱色になった菌をグラム陰性（－）**と判定します．

　グラム染色の検体としては喀痰，尿，髄液，胸水，腹水などがありま

赤くて細長い
わたしはGNR

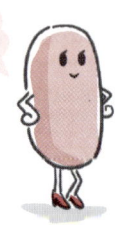

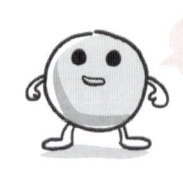

青くて丸い
ぼくはGPC

研修医になったら必ず読んでください．

表1 主な部位別感染症における病歴・身体所見・代表的な起炎菌（市中）

部位	病歴	身体所見	主な起炎菌（市中）
咽頭炎	咽頭痛，咳なし	扁桃腫大・白苔 前頸リンパ節腫脹	A群溶連菌 淋菌
肺炎	咳，痰，悪寒，寝汗	頻呼吸，crackles[2)]	肺炎球菌 インフルエンザ菌 クレブシエラ マイコプラズマ クラミドフィラ レジオネラ
腎盂腎炎	頻尿，排尿痛，腰痛	肋骨脊柱角叩打痛	大腸菌 クレブシエラ プロテウス
膀胱炎	頻尿，排尿痛	発熱なし	大腸菌 ブドウ球菌[※1]
前立腺炎	頻尿，排尿痛	「ソフトでやさしい」直腸診で圧痛	大腸菌 クレブシエラ プロテウス
尿道炎	頻尿，排尿痛，尿混濁	発熱なし	淋菌 クラミジア
腸炎	下痢，嘔吐，腹痛	腸蠕動音亢進	サルモネラ[※2] カンピロバクター 黄色ブドウ球菌 病原性大腸菌
胆嚢炎・胆管炎	右上腹痛，嘔吐	Murphy徴候，黄疸	大腸菌 クレブシエラ 嫌気性菌[※3]
肝膿瘍	発熱，右上腹痛	右上腹部叩打痛	大腸菌 クレブシエラ 嫌気性菌[※3]
腹腔内膿瘍	発熱，腹痛，腰痛	Psoas徴候 Obturator徴候	大腸菌 クレブシエラ 黄色ブドウ球菌 嫌気性菌[※3]
蜂窩織炎	皮膚発赤，腫脹	熱感，圧痛	黄色ブドウ球菌 レンサ球菌
髄膜炎	頭痛，昏迷	意識障害，項部硬直	肺炎球菌 髄膜炎菌 リステリア インフルエンザ菌（小児）
関節炎	関節痛，腫脹	熱感，圧痛	黄色ブドウ球菌 レンサ球菌
心内膜炎	発熱	末梢サイン，逆流性心雑音	黄色ブドウ球菌 レンサ球菌

※1：*Staphylococcus saprophyticus*
※2：旅行者では次も考慮→コレラ菌，赤痢菌，腸チフス菌（腸チフスでは便秘のことあり）
※3：*Bacteroides fragilis* など

2章 研修医の臨床力を上げます

表2　喀痰の肉眼的品質評価（Miller & Jones）

- M1：唾液，完全な粘性痰
- M2：粘性痰の中に膿性痰が少量含まれる
- P1：膿性痰で膿性部分が1/3以下
- P2：膿性痰で膿性部分が1/3〜2/3
- P3：膿性痰で膿性部分が2/3以上

解釈：M1，M2ではグラム染色の解釈は困難．

表3　喀痰のグラム染色における Geckler 分類

	白血球（好中球）	扁平上皮細胞
1	< 10	> 25
2	10〜25	> 25
3	> 25	> 25
4※	> 25	10〜25
5※	> 25	< 10
6	< 25	< 25

細胞数/1視野（100倍）．
※検体として良質な喀痰

　す．喀痰をグラム染色によって直接鏡検することにより，肺炎などの呼吸器感染症の起炎菌を推定することができます．

　喀痰のグラム染色で，大型の扁平上皮細胞が見られる場合は，唾液が混入していることを意味します．また，唾液が混入した痰は，培養時に，増殖力の強い常在細菌により，病原細菌が検出されにくくなります．検体として良質な喀痰かどうかの程度を判定するMiller & Jones分類とGeckler分類を表2，3に示します．Miller & Jones分類でM1，M2，Geckler分類で1〜3および6の喀痰は検体としての質が低いので，グラム染色の結果の解釈は慎重を要します．

　代表的な病原性細菌のグラム染色所見を表4に示します．細胞内寄生菌はグラム染色で染色されないことに注意します．このような病原体の感染症診断には，抗原（尿中検査など），抗体（血清学的検査），核酸（PCR），培養などを用います．

表4　代表的な病原性細菌のグラム染色所見

		グラム染色所見	主な感染症
グラム陽性（gram-positive）			
球菌 cocci	Staphylococcus aureus	gram-positive cocci with cluster formation	蜂窩織炎，関節炎，心内膜炎，敗血症
	Staphylococcus epidermidis		皮膚常在，ライン感染
	Staphylococcus saprophyticus		若い女性の膀胱炎
	Streptococcus pneumoniae	gram-positive diplococci with lancet formation	肺炎，髄膜炎
	Streptococcus species	gram-positive cocci with chain formation	蜂窩織炎，心内膜炎
	Enterococcus species		尿路感染症，胆道感染症，心内膜炎
	Peptostreptococcus		口腔内常在嫌気性菌
桿菌 rods	Clostridium difficile	gram-positive rods	偽膜性腸炎
	Clostridium perfringens		ガス壊疽，毒素型食中毒
	Clostridium tetani		破傷風
	Clostridium botulinum		ボツリヌス
	Bacillus cereus		皮膚常在，血流感染
	Bacillus anthracis		炭疽
	Corynebacterium diphtheriae		ジフテリア
	Mycobacterium tuberculosis	gram-positive rods（グラム染色では通常見えないので抗酸菌染色を行う）	結核（肺，肺外）
	Non-TB Mycobacteria (NTM)		非結核性抗酸菌症
グラム陰性（gram-negative）			
球菌 cocci	Moraxella catarrhalis	gram-negative diplococci with kidney shaped formation	肺炎，気管支炎
	Neisseria meningitidis		髄膜炎，敗血症
	Neisseria gonorrhoeae		性感染症（尿道炎，骨盤内感染症，咽頭炎）
桿菌 rods	Escherichia coli	gram-negative middle-sized rods	尿路感染症，胆道感染症，腸炎
	Klebsiella pneumoniae	gram-negative large-sized rods	尿路感染症，胆道感染症，肺炎
	Haemophilus influenzae	gram-negative coccobacilli（グラム染色では球桿菌様）	肺炎，気管支炎，髄膜炎
	Shigella species	gram-negative rods	赤痢
	Salmonella species		腸炎，腸チフス，パラチフス
	Yersinia pestis		ペスト
	Yersinia enterocolitica		腸炎
	Legionella species	gram-negative rods（細胞内寄生菌にてグラム染色では見えない）	レジオネラ感染症
	Bordetella pertussis		百日咳
	Vibrio cholerae	gram-negative comma-shaped rods	コレラ
	Vibrio parahaemolyticus		腸炎ビブリオ
	Vibrio vulnificus		敗血症（肝機能障害患者）
	Proteus mirabilis	gram-negative rods	尿路感染症（特に結石性）
	Bacteroids fragilis		腹腔内膿瘍
	Francisella tularensis	gram-negative rods（細胞内寄生菌にてグラム染色では見えない）	野兎病
	Serratia	gram-negative rods	医療関連感染症※
	Pseudomonas		
	Acinetobacter		
	Citrobacter		
	Enterobacter		

※これらの医療関連感染症に関連する細菌群は頭文字を並べてSPACE群と呼ばれている

④ 血液培養の重要性と採取手順

　血液培養の採取は菌血症診断のため行います．心内膜炎・深部膿瘍・骨髄炎などでは菌血症があっても全身状態は良好のことが多く（敗血症ではない），敗血症や全身性炎症反応症候群（SIRS）でなくても，菌血症の可能性があれば血液培養を採取します．つまり，**診療所でも血液培養セットは準備しておくべき**です．

1）検体採取のポイント

　血液培養検体の採取のベストなタイミングは「**熱が上がる前**」で，悪寒戦慄時が最も検出率が高くなります[3]．また，必ず抗菌薬投与前に採取します．発熱後であれば，より早期で検出率が高いので，**熱発から最低2時間以内**には採血します．意識障害，低体温など，他の敗血症のサインも見逃さないことが重要です．基本的に入院を必要とする細菌感染症（あるいはその疑い）では血液培養は必須でしょう．一方で，悪寒もなく，感染巣が菌血症の低リスク部位であれば，血培採取は不要かもしれません（気管支炎，腸炎，咽頭炎など）[4]．

　血液培養のセット数は1セットでは「不適切」であり（感度，特異度共に低い），**最低2セット（可能なら3セット）**を提出します．ただし原因菌の判明している持続性菌血症のフォローの際には1セット提出でも構いません．各セットの**採血部位は両肘**が望ましいです．大腿静脈は汚染菌と判断しづらい腸球菌や腸内細菌，嫌気性菌が紛れ込みやすいので，可能な限り避けます．また，静脈と動脈に検出率の違いはありませんが，採血時の痛みの少ない静脈を優先します．なお，中心静脈カテーテルからの採血「のみ」では判定困難となるので，末梢からの採血と併用します．採血量は1ボトルに10 mLずつ分注します．消毒薬の選択では，ポピドンヨードは必ずしも必要はなく[5]，クロルヘキシジンがベターというデータもありますが，実際には汚染に対する最も重要な因子は術者の清潔な手技スキルらしいです．

採取手順を下記に示します．

2）血液培養の採取手順

必要物品（2セット分）

- 防水シーツ1枚
- 外科用マスク
- 駆血帯
- アルコール綿
- 消毒薬（ポビドンヨードなど）
- ハイポアルコール
- 滅菌手袋2枚
- 20 mLの注射器2本
- 嫌気培養ボトル2本
- 好気培養ボトル2本

● 採血法の実際[6]

❶ 患者さんに母指を中心に手をしっかり握ってもらい，駆血帯をして血管を怒張させ，皮膚の上から血管に触れて採血部位を決める．

❷ 駆血帯を一旦緩める．

❸ 採血部位をアルコール綿で清拭・消毒（必要に応じ2回）し，その後乾燥させる．

❹ ポビドンヨードで採血部位を再度，消毒し，**1.5～2分間の作用時間**をおく．

❺ ボトルのキャップの覆いを外し，ゴム栓部分を**アルコール綿**でよく拭う．

❻ 皮膚が乾燥していることを確認．

❼ 駆血帯をする．

❽ **滅菌手袋を装着**．

❾ 血管を穿刺し，**20 mL採血**（体重により調節）する．

❿ 患者さんに握った手を緩めるよう指示．

⓫ 駆血帯を外し，アルコール綿で穿刺部位を軽く押さえ，抜針し，直ちに強く押さえ，患者さんに圧迫するよう指示する．

※血液培養の採血は皮膚の血管から行うことを原則とする．**三方活栓からの採血は汚染が起こりやすい**ので避ける．

⓬ 血液培養ボトルに接種．

※**針は交換せずに，嫌気用，好気用ボトルに半量ずつ接種する．**

⓭ ボトルの内容を静かに混合する．

❹採血部位の止血を確認し，ハイポアルコールでポビドンヨードを拭う．
❺別の採血部位からもう1セット採血する．
❻直ちに検査室へ輸送する．
　　※**ボトルは冷蔵してはならない**（例えば，*N. meningitides* は30℃以下で死滅しやすい）．

● **体重による採血量の調整**
　一例を以下にあげます[6]．
・体重1 kg以下の場合：2 mL（1セット）
・1.1〜2 kgの場合：2 mLを別部位から採血（2セット，計4 mL）
・2.1〜12.7 kgの場合：1セット目4 mL，2セット目2 mL（計6 mL）
・12.8〜36.3 kgの場合：10 mLを2セット（計20 mL）
・それ以上の場合：成人と同じ

　なお，1つのボトルにつき最低1 mLは採取したいところですが，検出菌の95％は好気性菌であるため，嫌気性菌の関与を疑うときのみ嫌気ボトルを使用するのも1つの方法かもしれません[6]．

❺ 抗菌薬選択の基本

　抗菌薬の投与による細菌感染症の治療は，抗菌薬の基本的知識を押さえることが重要です（下記）．

抗菌薬の基本的知識
- 作用機序
- 一般名と通常用量
- 時間依存性VS濃度依存性
- 臓器移行性
- 経口吸収性
- 妊婦における禁忌

表5　主な抗菌薬系の種類別作用機序

作用機序	抗菌薬系	作用機序	抗菌薬系
細胞壁合成阻害	ペニシリン	蛋白合成阻害	テトラサイクリン
	セファロスポリン		マクロライド
	セファマイシン		アミノグリコシド
	モノバクタム		クロラムフェニコール
	カルバペネム	葉酸合成阻害	ST合剤
核酸合成阻害	ニューキノロン		

1）作用機序

　抗菌薬の作用機序を知ると，抗菌薬の**選択を理論的に行う**ことができます．表5に主な抗菌薬の種類別作用機序を示します．toxic shock症候群でクリンダマイシンを併用する理由はその蛋白合成阻害作用によりtoxic shock syndrome toxin（TSST）の合成を抑制する効果を狙っているからです．

2）一般名と通常用量

　抗菌薬は商品名ではなく，一般名も覚えるようにします．製薬会社の情報に左右されていないことを示すことになります．自身のインテリジェンスの高さを示すためにも（笑），症例プレゼンなどでは一般名で伝えるようにします．ただし，バクタ®（ST合剤）などの国際的に認知されている商品名は使用しても構いません．

　通常用量については，**欧米と日本では異なる**ので，欧米での用量を用いるときには注意を要します．必要に応じて，保険診療で認可されるようにレセプトへその理由を記載します．表6に主な抗菌薬の英字略語と通常用量を示します．用量は**重症度，体格，腎機能に応じて調整**します．肝機能障害では，アジスロマイシンやセフトリアキソン，クリンダマイシンなどで用量調整します．

表6　主な抗菌薬の英字略語と通常用量

ペニシリン

経口	BPCG	ベンジル・ペニシリン・ベンザチン	1回40万単位，1日4回
	AMPC	アモキシシリン	1回250 mg，1日3回
	AMPC/CVA	アモキシシリン・クラブラン酸	1回1錠，1日3回〔AMPC/CVA，1回1錠，1日3回＋AMPC，1回250 mg，1日3回としてもよい（オーグメンチン®錠のAMPC含量が少ないため）〕
注射	PCG	ペニシリンGカリウム	200〜400万単位 IV 4時間毎
	ABPC	アンピシリン	1〜2 g IV 6時間毎[※1]
	ABPC/SBT	アンピシリン・スルバクタム	1.5〜3.0 g IV 6時間毎
	PIPC	ピペラシリン	2 g IV 8時間毎
	PIPC/TAZ	ピペラシリン・タゾバクタム	4.5 g IV 8時間毎

セファロスポリン・セファマイシン

経口	CEX	セファレキシン	1回1 g，1日2回
	CCL	セファクロル	1回250 mg，1日3回
注射	CEZ	セファゾリン	1〜2 g IV 8時間毎
	CMZ	セフメタゾール	1 g IV 6時間毎
	CTM	セフォチアム	1 g IV 6時間毎
	CTRX	セフトリアキソン	1 g IV 12〜24時間毎[※2]
	CTX	セフォタキシム	1 g IV 6時間毎
	CFPM	セフェピム	2 g IV 12時間毎
	CPZ	セフォペラゾン	1 g IV 8時間毎
	CPZ/SBT	セフォペラゾン・スルバクタム	2 g IV 12時間毎
	CAZ	セフタジジム	1〜2 g IV 8時間毎

モノバクタム

注射	AZT	アズトレオナム	1 g IV 8時間毎

ニューキノロン

経口	CPFX	シプロフロキサシン	1回200〜400 mg，1日2回
	LVFX	レボフロキサシン	1回500 mg，1日1回
注射	CPFX	シプロフロキサシン	300 mg IV 12時間毎
	LVFX	レボフロキサシン	500 mg IV 24時間毎

テトラサイクリン

経口	DOXY	ドキシサイクリン	1回100 mg，1日2回
	MINO	ミノサイクリン	1回100 mg，1日2回
注射	MINO	ミノサイクリン	100 mg IV 12時間毎

マクロライド

注射	EM	エリスロマイシン	500 mg IV 6時間毎
	AZM	アジスロマイシン	500 mg IV 24時間毎

アミノグリコシド

注射	GM	ゲンタマイシン	1回5.1 mg/kg 24時間毎[※3]
	TOB	トブラマイシン	1回5〜7 mg/kg 24時間毎

ST合剤（SMX/TMP）

経口	SMX/TMP	サルファメソキサゾール・トリメトプリム＝バクタ®	1回2錠，1日2回[※4]
注射	SMX/TMP	スルファメトキサゾール・トリメトプリム＝バクトラミン®	トリメトプリムとして1日量15〜20 mg/kgを3回に分けて投与

その他

経口	CLDM	クリンダマイシン	1回300 mg，1日3回
	METRO	メトロニダゾール	1回0.5 g，1日4回
	LZD	リネゾリド	1回600 mg，1日2回
注射	CLDM	クリンダマイシン	600 mg IV 8時間毎
	VCM	バンコマイシン	1 g IV 12時間毎
	LZD	リネゾリド	600 mg IV 12時間毎
	TEIC	テイコプラニン	400 mg IV 12時間毎

[※1]：髄膜炎では2g IV 4時間毎．　[※2]：髄膜炎では2g IV 12時間毎，セフトリアキソンは肝腎代謝．　[※3]：ゲンタマイシンは感染性心内膜炎では1mg/kgを12時間毎または8時間毎に投与．　[※4]：ニューモシスチス肺炎ではバクタ®1回4錠，1日3回

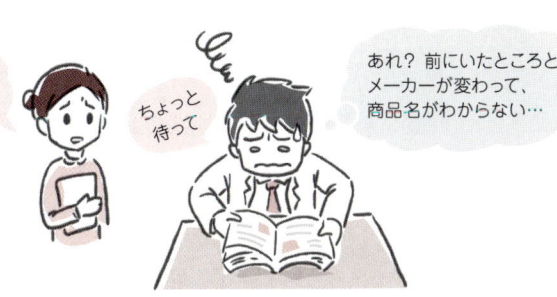

表7　抗菌薬の時間依存性と濃度依存性

時間依存性薬剤	ペニシリン，セファロスポリン，セファマイシン，モノバクタム，カルバペネム，クリンダマイシン，バンコマイシン
濃度依存性薬剤	アミノグリコシド，ニューキノロン

3）時間依存性 vs 濃度依存性

　作用方式で抗菌薬は時間依存性と濃度依存性に分類されます（**表7**）．時間依存性の抗菌薬はその血中濃度がMIC（最小発育阻止濃度）以上である時間に依存した効果を示します．つまり，血中濃度が一定以上になると，その作用は頭打ちになります（**図1**）．そのため，**投与回数を多く**した方がいいです．ペニシリンGカリウムの推奨投与回数が4時間おきになっているのはそのためです．バンコマイシンは通常トラフ値10〜15 μg/mLを目標としますが，臨床経過や感染病巣の変化，分離MRSAのMIC値を参考に，必要と判断すれば15〜20 μg/mLを狙うことも推奨されています．しかし，バンコマイシンを急速投与したときにヒスタミンが遊離され，紅斑，蕁麻疹，血圧低下などのRed man症候群をきたすことがあるので，1時間以上かけて投与します．

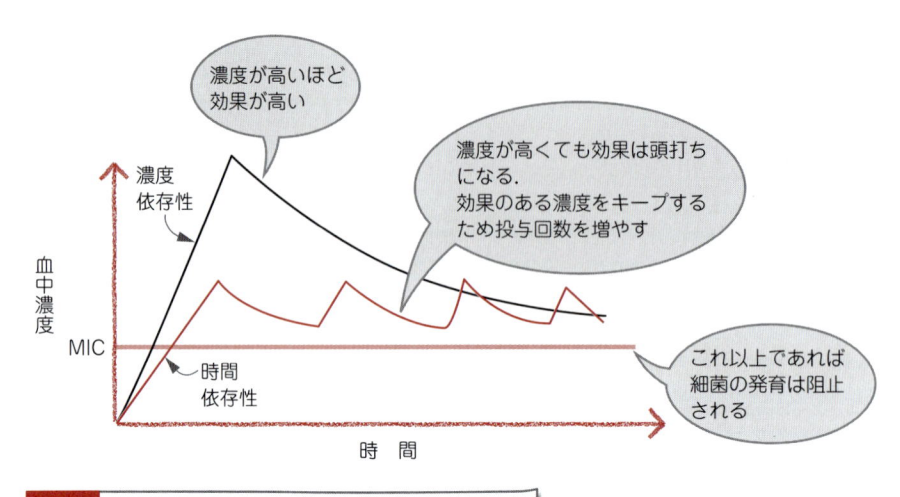

図1 抗菌薬の時間依存性と濃度依存性

　一方で，アミノグリコシドやニューキノロンなどの濃度依存性の薬剤は，その効果が最高濃度C_{max}に依存するため，**一日投与量を1度に投与した方がよい**ということがわかります．ただしニューキノロン系で「古いキノロン」であるシプロフロキサシンは投与後の持続効果（post-antibiotic effect：PAE）が弱いために，投与回数を12時間間隔とします．また，シプロフロキサシンの静注薬はそのまま投与すると静脈炎をきたす頻度が高いため300 mg/150 mLあたり輸液を100 mL追加して（つまりtotal 250 mLとして）用います．

4) 臓器移行性

　中枢神経や前立腺などの特殊な臓器別感染症では臓器移行性も考慮して抗菌薬を選択します．例えば中枢神経系の感染症に対する抗菌薬を考えた場合，髄膜に炎症がなくても髄液移行性がよい薬剤には，クロラムフェニコール，ST合剤，リファンピシン，メトロニダゾールなどがあります．髄膜に炎症がある場合（髄膜炎）に髄液移行性がよくなる薬剤には下記のような薬剤があります．

> **髄膜に炎症がある場合（髄膜炎症例）に髄液移行性がよくなる薬剤**
> - ペニシリン系全般：PCG，ABPC，PIPC
> - セファロスポリン系のうち第3～4世代：CTX，CTRX，CAZ，CFPM※
> - モノバクタム系：AZT
> - カルバペネム系：イミペネム・シラスタチン（IPM/CS）※，メロペネム（MEPM）
> - ニューキノロン系全般
> - バンコマイシン
> - アゾール系抗真菌薬：フルコナゾール，ボリコナゾール
>
> ※このうちIPM/CSは痙攣，CFPMは脳症を誘発する恐れがあるので，なるべく使用は避ける

5）経口吸収性

また，経口での吸収度（bioavailability）について知ると，**経口と静注の使い分け**が上手にできるようになります．メトロニダゾールなどは吸収率が高いので経口投与で多くは治療可能です．表8に経口での吸収が良好な薬剤を記します．

6）妊婦における禁忌

抗菌薬のうち，妊婦における禁忌薬について下記に示します．若い女性は妊娠の可能性があるので，これらの薬剤は妊婦での使用は避けた方が無難でしょう．

> **妊婦に対する禁忌薬剤**
> - キノロン系
> - テトラサイクリン系
> - サルファ剤系

また，薬剤選択においては**コスト感覚**も重要です．高額な抗菌薬の使用は患者さんと病院の負担を増やすので，同等の効果がある薬剤であればなるべく安価な薬剤を選択します（表9）．

表8　主な経口薬剤別の腸管吸収率

抗菌薬系	薬剤	吸収率（%）
ペニシリン	BPCG	60〜70
	AMPC	90
	AMPC/CVA	90/60
セファロスポリン	CEX	90
	CCL	90
マクロライド	EM	30〜60
	AZM	40
ニューキノロン	CPFX	70
	LVFX	98
その他	CLDM	90
	MINO	95
	METRO	100
	SMX/TMP	85
	LZD	100

表9　代表的な安価・高価な抗菌薬

安価な抗菌薬（1バイアル＜1,000円）	PCG	ABPC	PIPC	CEZ
	CTM	CTRX	CTX	GM
	TOB	CLDM		
高価な抗菌薬（1バイアル＞2,000円）	PIPC/TAZ	LVFX	LZD	

6　抗菌薬のエンピリック初期選択

　抗菌薬の初期選択は，検体のグラム染色所見やその他の所見（尿中抗原など）に基づいて行われることが望ましいです．しかしながら，グラム染色用の検体確保不能（痰が出ないなど）や，他院ですでに抗菌薬が開始されていた場合のような部分治療（partial treatment）後などは，エンピリック初期治療の必要があり，表10を参考に選択します．この

表10 部位別感染症におけるエンピリックな初期治療の推奨

種類		エンピリックな初期治療選択の推奨
経口治療	A群溶連菌性咽頭炎	BPCG
		AMPC（伝染性単核球症の発疹に注意）
		CLDM（ペニシリンアレルギーのとき）
	急性副鼻腔炎（10日以上または中等症以上）	AMPC
		AMPC/CVA
	急性化膿性中耳炎	AMPC
		AMPC/CVA
	蜂窩織炎（市中）	CEX
		CCL
		AMPC/CVA
	尿路感染症（膀胱炎）	CEX
		CCL
		SMX/TMP（妊婦には禁忌）
静注治療	蜂窩織炎（市中）	CEZ
		VCMまたはST合剤またはCLDM（MRSA可能性有のとき）
	蜂窩織炎（医療関連・院内）	VCM + PIPC/TAZ
	肺炎[※1]	CTRX + AZM
		CTRX + DOXY
		CTRX + MINO
		CTRX + CPFX（LVFX）[※2]
	医療関連肺炎	PIPC/TAZ + VCM
	誤嚥性肺炎	ABPC/SBT
		CMZ
		PIPC/TAZ
	尿路感染症（腎盂腎炎）	CTM
		CTRX
	医療関連尿路感染症（院内）	PIPC/TAZ
		CFPM
		CAZ
		CPFX
		TOB
	髄膜炎	CTRX + VCM
		CTRX + VCM + ABPC（高齢者または免疫低下）
		CTRX + VCM + ABPC + アシクロビル（脳炎可能性有のとき）
	胆嚢炎・胆管炎・虫垂炎，憩室炎	CMZ
		ABPC/SBT
	肝膿瘍	ABPC/SBT[※3]
		CMZ[※3]
	骨盤内感染症（PID）	CTRX + AZM + METRO
		CTRX + DOXY + METRO

※1：インフルエンザ流行期では抗インフルエンザ薬（オセルタミビルなど）の追加も考慮
※2：ニューキノロンは結核の部分治療で診断困難となる恐れもあり，結核疑い例での使用はなるべく避ける
※3：アメーバ性肝膿瘍の可能性があるときにはMETRO（1回0.5g，1日3回）も加える

推奨薬はそれぞれの感染巣における臨床疫学的頻度の高い病原体に対してスペクトラムを有するものです．

❼ 起炎菌別の推奨抗菌薬

　エンピリック治療開始後はもちろん，開始前であっても尿中抗原検査や培養結果などで起炎菌と感受性検査結果が判明したら，できるだけ狭域抗菌薬（安価で耐性菌を誘導しにくいメリットあり）に切り替えて，**de-escalation**を行うことをお勧めします．できるだけ毎日，培養結果のフォローを行います．これを抗菌薬の適正使用（antimicrobial stewardship）と言います．**表11**に起炎菌別の抗菌薬選択の推奨を示します．

❽ 感染症種類別の推奨使用期間

　感染症種類別の推奨使用期間について**表12**に示します．これらはあくまでも推奨期間であり目安です．実際には，患者さんの全身状態，食欲，バイタルサイン，局所所見，画像，検査（CRPにのみ依存してはならない！）などを**総合的にみながら臨床判断します**．尿路感染症のうち，膀胱炎の治療は3日間のみ推奨されているので，de-escalationを行うことはないでしょう．

表11 起炎菌別の推奨抗菌薬

	種類	抗菌薬の推奨
蜂窩織炎	*Staphylococcus aureus*（MSSA）	CEZ
	Staphylococcus aureus（MRSA）	VCM
肺炎	*Streptococcus pneumoniae*（ほとんどPSSP）	PCG
	Haemophilus influenzae（ABPC感受性）	ABPC
	Haemophilus influenzae（BLNAR）	CTRX
	Moraxella catarrhalis	CTRXまたはDOXY
	Klebsiella pneumoniae	CTRX＋/－GM（TOB）
	Legionella	CPFX（LVFX）またはEM（AZM）
	Mycoplasma pneumoniae	DOXY（MINO）またはCPFX（LVFX）
	Chlamydophila pneumoniae	DOXY（MINO）またはCPFX（LVFX）
尿路感染症（腎盂腎炎）	*Escherichia coli*	感受性結果で判断（ABPC/CTM/CTRX）
	その他のグラム陰性桿菌	感受性結果で判断[1]
	Enterococcus[2]	ABPC
	耐性*Enterococcus*	VCM
髄膜炎	髄液PSSP	PCG
	髄液PRSP	CTRX＋VCM
	Neisseria meningitidis	PCG
	Listeria monocytogenes[3]	ABPC
	Haemophilus influenzae	CTRX
	Leptospirosis	PCG
性感染症[4]	*Neisseria gonorrhoeae*	CTRX
	Chlamydia trachomatis	DOXY
腸炎	*Campylobacter*	EM
	Shigella	SMX/TMP（CPFX）
	Vibrio cholerae	DOXY（AZM）

※1：*Klebsiella*は感受性結果にかかわらずABPCとPIPCに耐性（自然耐性）．ESBL産生菌にはセファマイシン系やカルバペネム系を用いる
※2：*Enterococcus*は感受性結果にかかわらずセフェム系・クリンダマイシン・ST合剤耐性（自然耐性）
※3：*Listeria*は感受性結果にかかわらずセフェム系耐性（自然耐性）
※4：他の性感染症合併大にて次の検査も行う（HIV抗体，HBs抗原，血清梅毒反応検査）

表12　感染症種類別の推奨治療期間

種類		推奨治療期間
A群溶連菌性咽頭炎		10日間
中耳炎		5～7日間
副鼻腔炎		10～14日間
尿路感染症	膀胱炎	3日間
	腎盂腎炎	14日間
市中肺炎	*Streptococcus pneumoniae*	7～10日間（または解熱後3日間）
	Haemophilus influenzae	10～14日間
	Mycoplasma pneumoniae	7～14日間
	Legionella	7～21日間
	Chlamydophila pneumoniae	7～14日間
	ニューモシスチス肺炎（AIDS患者）	21日間
	肺膿瘍	4～6週間
院内肺炎（医療関連肺炎）	ブドウ糖非発酵菌性肺炎※	14日間
	上記以外の院内肺炎	7日間
髄膜炎	*Streptococcus pneumoniae*	10～14日間
	Neisseria meningitidis	7日間
	Haemophilus influenzae	7日間
	Listeria monocytogenes	21日間
心内膜炎	*Alfa-Streptococcus*	4週間
	Staphylococcus aureus	4～6週間
カテーテル関連血流感染症	コアグラーゼ陰性ブドウ球菌	5～7日間
	Staphylococcus aureus	4～6週間
	Enterococcus spp.	7～14日間
	グラム陰性桿菌	7～14日間
	Candida spp.	血培最終陰性から14日間
骨髄炎		4～6週間
腹膜炎		10～14日間
Clostridium difficile 感染症		10～14日間
肝膿瘍	細菌性肝膿瘍	4～8週間
	アメーバ性肝膿瘍	10日間
蜂窩織炎		局所炎症消失後3日間
骨盤内炎症性疾患		14日間

※：*Pseudomonas* spp., *Burkholderia* spp., *Acinetobacter* spp., *Stenotrophomonas* spp., *Chryseobacterium* spp., *Achromobacter* spp.
「The Sanford Guide to Antimicrobial Therapy 2013」（Gilbert DN, et al eds）、その他を参考に作成

最近，**静注から経口抗菌薬へのスイッチ**についての研究が増えてきています．米国では入院費用が高いからでしょう．一般に下記の状態になった場合に経口薬に変更できます．

> **静注から経口抗菌薬へのスイッチの基準**
>
> ❶ 臨床的改善（バイタルサイン安定，局所所見の改善，直近24時間は無熱）
> ❷ 薬物摂取が可能・胃腸管が正常に機能（経管栄養時の抗菌薬安定性は薬剤師へコンサルト）
> ❸ 血行動態（血圧，心拍数，呼吸数）が安定・白血球正常（4,000～12,000/μL）
> ❹ 静注必須感染症（深部膿瘍，骨髄炎，関節炎，心内膜炎，異物感染など）ではない

経口抗菌薬の選択は，使用していた静注抗菌薬の抗菌スペクトラムを満たし，かつ腸管吸収率（bioavailability）が良好なものを選択します．静注と経口の両方の薬剤がある抗菌薬ではそのままスイッチすればいいでしょう．**表13**に静注抗菌薬・経口抗菌薬の対照例を示します．腸管吸収率のデータについては❺-5）の**表8**を参照してください．

表13　静注抗菌薬・経口抗菌薬の変換例

静注抗菌薬	経口抗菌薬
ABPC	AMPC
ABPC/SBT	AMPC/CVA
CEZ	CEX
VCM	MINO
CTRX	LVFX
アミノグリコシド系	CPFX
PIPC/TAZ	LVFX + METRO または AMPC/CVA + CPFX

❾ 医療関連感染症への対策

１）術前の予防

手術部位感染症（surgical site infection：SSI）の予防として，術前投与で推奨される抗菌薬を表14に示します．**SSIの原因の多くが** *Staphylococcus aureus* ですので，推奨薬もこれをカバーするレジメンとなっています．バンコマイシン（VCM）を使用する状況は，患者さんがペニシリンアレルギーであるかMRSA保菌者のときです．下部消化管手術のときは，嫌気性菌とグラム陰性桿菌カバー，泌尿器系では腸球菌カバーが重要となります．

表14　術前投与での推奨抗菌薬

手術	目標菌種	推奨	代替
弁置換	*Staphylococcus aureus*	CEZ	VCM，CLDM
関節置換	*Staphylococcus aureus*	CEZ	VCM，CLDM
呼吸器系	*Staphylococcus aureus* *Streptococcus* spp. 口腔内嫌気性菌	CEZ	VCM，CLDM
食道・胃・十二指腸	*Staphylococcus aureus* *Streptococcus* spp. 口腔内嫌気性菌	CEZ	VCM，CLDM
大腸・直腸・虫垂・胆道系	腸管内グラム陰性桿菌 嫌気性菌	CMZ	CLDM＋AZT（GM）
尿路	*Staphylococcus aureus* 腸球菌 腸管内グラム陰性桿菌	CEZ＋GM	AZT
頭頸部	*Staphylococcus aureus*	CEZ	VCM，CLDM
骨盤内臓器	腸管内グラム陰性桿菌 嫌気性菌	CMZ	CLDM＋AZT（GM）
帝王切開	*Staphylococcus aureus*	CEZ	VCM，CLDM
脳神経	*Staphylococcus aureus*	CEZ	VCM，CLDM

入院期間が長いか，最近の抗菌薬曝露歴がある患者さんでは，SPACE群（❸の**表4**参照）とMRSAのカバーも考慮します．実際の投与手順を下記に示します．

> **SSI予防投与の手順**
>
> ❶ 執刀60分前に投与開始，執刀前に投与終了
> ❷ 術中は3〜4時間毎に投与
> ❸ 術後24時間以内（心臓外科手術では48時間以内）に終了※
> ※日本のガイドラインでは72時間以内

また，SSIの予防では，下記のような全身管理も重要です．

> **SSIの予防のための全身管理**
>
> ❶ 低酸素を避ける（＞94％）
> ❷ 低体温を避ける（＞35℃）
> ❸ 高血糖を避ける（＜200 mg/dL）
> ❹ 血管内容量低下を避ける

2）*Clostridium difficile* 感染症に注意

術後患者さんの発熱では，上記SSI以外の感染症のこともあり，下記に示すような5大医療関連感染症に注意します．

> **5大医療関連感染症**
>
> ❶ 手術部位感染症（surgical site infection：SSI）
> ❷ 人工呼吸器関連肺炎（ventilator-associated pneumonia：VAP）
> ❸ カテーテル関連血流感染症（catheter-related blood stream infection：CRBSI）
> ❹ カテーテル関連尿路感染症（catheter-associated urinary tract infection：CAUTI）
> ❺ *Clostridium difficile* 感染症

6．抗菌薬選択の大原則　193

入院患者さんの発熱では感染症以外のこともあり，上記の医療関連感染症も包括した下記の6Dを押さえてworkupします．

> **入院患者の発熱の6D**
> ❶ *Clostridium difficile* 感染症
> ❷ 医療機器関連感染（**d**evice-related infection：VAP，CRBSI，CAUTI，SSI）
> ❸ 薬剤熱（**d**rug fever）
> ❹ 偽痛風〔calcium pyrophosphate dehydrate（CPPD）**d**eposition〕
> ❺ 深部静脈血栓症（**d**eep vein thrombosis：DVT）
> ❻ 褥瘡感染（**d**ecubitus infection）

上記のうち，*Clostridium difficile* 感染症には十分に注意します．

Column

風邪患者の発熱時の処方について

わが国の一部の病院では「発熱時にNSAID（ロキソプロフェン：ロキソニン® など）を経口」というルーチン処方が行われているようです．NSAIDは，消化管粘膜障害（消化管出血），腎障害，血圧上昇，心不全，無菌性髄膜炎などのリスクがあります．高齢者やpolypharmacy患者では特にリスクが高くなります．ワルファリンとの相互作用もあり，NSAID服用で著明なプロトロンビン時間延長をみることがあります．すなわち，
ワルファリン服用中の患者さんが風邪で受診
→NSAID服用で胃潰瘍・プロトロンビン時間延長
→夜中に大量のタール便で救急車搬送
という例など，枚挙にいとまがありません．
風邪の発熱には，「発熱時はアセトアミノフェン（カロナール®）400 mg（または10 mg/kg体重）内服」をお勧めします．内服できない場合には，坐剤のアセトアミノフェン（アンヒバ®）400 mgを用いればよいでしょう．
実際，NSAID服用では患者さんの副作用も多く，風邪症状が逆に遷延することも示唆されています[1]．

◆ 参考文献
1) Goto M, et al：Great Cold Investigators-II. Influence of loxoprofen use on recovery from naturally acquired upper respiratory tract infections: a randomized controlled trial. Intern Med, 46：1179-1186, 2007

表15 *Clostridium difficile* 感染症のリスク別抗菌薬一覧

高リスク	低リスク
ニューキノロン	アミノグリコシド
クリンダマイシン	テトラサイクリン
広域ペニシリン	メトロニダゾール
広域セファロスポリン	バンコマイシン

医原性であること，再発例・死亡例が多いこと，診断率が低いこと，などがその理由です．表15に *Clostridium difficile* 感染症のリスク別抗菌薬一覧を示します．

Clostridium difficile 感染症を疑う状況を下記に示します．

Clostridium difficile 感染症を疑う状況

- 下痢またはイレウス
- 腹痛
- 発熱
- 白血球上昇
- 抗菌薬投与歴（3カ月前～72時間前）

診断は通常，便中トキシン検査（抗体法）を用いますが，感度が低いのが難点です．しかし，感度に勝るトキシンバイオアッセイや便 *Clostridium difficile* 直接培養法を行える施設は限られています．その

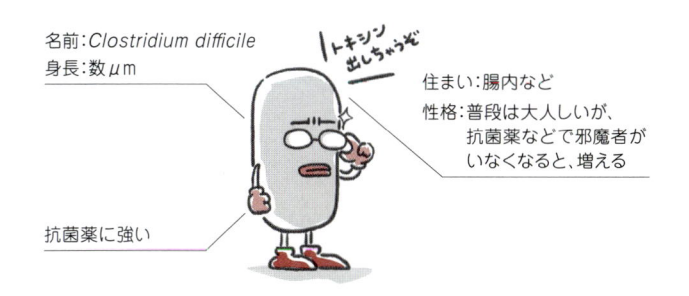

名前：*Clostridium difficile*
身長：数μm
抗菌薬に強い

トキシン出しちゃうぞ

住まい：腸内など
性格：普段は大人しいが，抗菌薬などで邪魔者がいなくなると，増える

6．抗菌薬選択の大原則

表16 院内感染予防が必要な感染性病原体

予防策	感染症の種類	主な病原微生物
接触感染予防	すべての下痢患者	*Clostridium difficile*
		Norovirus
	耐性菌	MRSA，ESBL産生菌
飛沫感染予防	感染力の強い菌	*Neisseria meningitidis*
		Haemophilus influenzae type b
		Mycoplasma
		Bordetella pertussis
		Streptococcus pyogenes
	耐性菌	*Acinetobacter*
		Pseudomonas
	ウイルス	*Influenza*
		Rubella
		mumps
空気感染予防	細菌	*Mycobacterium tuberculosis*
	ウイルス	VZV
		Measles virus

ため，トキシン検査の結果にかかわらず，臨床的に疑いがある場合には治療を勧めます．軽症〜中等症にはメトロニダゾール（METRO）を1回500 mg 1日3回経口，重症にはバンコマイシン（VCM）を1回125 mg 1日4回経口投与で行います．重症例の定義は，末梢血白血球＞15,000/μLまたは血清クレアチニンがベースラインから1.5倍以上上昇したときとします．イレウスやショック，中毒性巨大結腸症（toxic megacolon）などの重篤な合併症があるときには，VCM 1回500 mg 1日4回経口投与を考慮（完全な腸閉塞では静注も考慮）します．

3）院内感染症の予防

標準予防策（standard precaution）は全患者さんにおいて行います．そして，*Clostridium difficile* 感染症を含めた，特別な院内感染予防が必要な感染性病原体（**表16**）と，その特別な予防策の具体的な内容を

示します．なお，肺結核（喉頭結核も含む）疑いの患者さんでは，3回喀痰塗抹陰性までは空気感染対策を必要とします．

具体的な接触感染対策

- 手袋は1つの処理に対し1つ使い，捨てる．手袋をはずす毎に手を洗う．
- 衣服の汚染を受ける可能性がある場合はガウン，プラスチックエプロンを着用する．
- 血圧計，体温計などの器具類，手洗いせっけんなどを患者さん個人専用にする．
- 聴診器は患者さん個人専用とする．
- 病原体の性質や発生状況によって，患者さんを個室，同一病室（コホーティング）にする．
- 器具，部屋の使用後は消毒を行う．
- 便器，尿器は患者さん本人専用とする．
- オムツはビニール袋に密封し，感染性廃棄物として処理する．
- 便器・尿器を共用にするときは，次亜塩素酸ナトリウムで30分浸漬する．
- 入浴の順番を最後に組み込むなどの考慮をし，使用後は洗浄・消毒を行う．
- ゴミは感染性廃棄物と一般廃棄物に分別する．
- 退出後は，室内清掃，ベッド，ベッド柵，床頭台，点滴スタンド，オーバーテーブルなどを，0.2％塩化ベンザルコニウム，70％以上アルコールで清拭する．

具体的な飛沫感染対策

- 患者さんに1メートル以内接近時にはサージカルマスク，ゴーグルを使用する．
- 咳やくしゃみをしている患者さんにはサージカルマスクを着用させる．
- 患者さんは個室か，同一病室に移動する．
- 患者さんの隔離ができない場合，他のベッドとの間隔を2メートル以上あけるか，パーティションで仕切る．

具体的な空気感染対策

- 患者さんは個室か，同一病室に移動する．
- 空調はHEPAフィルターを使用して換気（1時間に6〜12回）を行う．
  ※HEPAフィルター：粒径0.3μmの粒子を99.97％以上捕集できるフィルター
- フィルター等が利用できない場合，窓を開放して外気を入れ，放出した室内の空気が他の部屋に吸い込まれないように注意しながら換気を行う．
- 室内は周辺の部屋よりも負圧を維持しドアは常時閉めておく．
- 入室するときや患者さんをケアするときは，N95マスクを使用する．
  ※N95マスク：N95微粒子用マスク．0.1〜0.3μmの微粒子を95％以上除去
- 患者さんを室外に移動するときは，患者さんにサージカルマスクを装着させる．
- 患者さん退出後の室内は十分に換気を行う．

10 免疫低下時の感染症

　免疫低下には4つのタイプに分かれており，それぞれリスクとなる感染微生物の種類が異なります．**表17〜20**に順に示します．

　米国感染症学会のガイドラインでは，発熱性好中球減少症患者をスコアでリスク分類し，フローチャートによってロジカルな初期対応に努めるようになっています[7]．米国では低リスクの外来診療も行われていますが，日本における好中球減少症患者の診療では，入院コストもそれほど高くはないので，なるべく入院治療で行いましょう．

表17　好中球減少症患者でリスクの高い感染微生物

微生物の種類	グループ	主な微生物
細菌	腸内グラム陰性桿菌	*Escherichia coli*
		Klebsiella pneumoniae
		Enterobacter
	ブドウ糖非発酵菌	*Pseudomonas*
		Acinetobacter
		Citrobacter
		Stenotrophomonas maltophilia
	グラム陽性球菌※	*Staphylococcus aureus*
		コアグラーゼ陰性ブドウ球菌（CNS）
		Enterococcus
		Viridans Streptococcus
		Streptococcus pneumoniae
		Streptococcus pyogenes
	嫌気性菌※	*Bacteroides fragilis*
真菌※		*Candida*
		Aspergillus

※病初期の対応で問題となるのは腸内グラム陰性桿菌とブドウ糖非発酵菌であり，グラム陽性球菌や嫌気性菌，真菌が初期で問題となることは少ない（ただし明らかに蜂窩織炎やカテーテル関連血流感染症がある場合などは除く）．

11 社会正義として正しい診療を行う

　感染症診療は内科診療の基本を守って行いましょう．つまり，詳細な病歴・身体診察に基づく診断，適応をよく考えた検査の提出，原因微生物をなるべく絞り込んだうえでの抗菌薬治療です．原因不明の発熱では，全身の穴（外耳道，鼻腔，眼底，口腔内，肛門）をよく調べましょう．画像や採血結果のみで診療するとミスリードされることがあります．

　検査は自らのアクションを変える可能性があるときのみ提出しましょう．検査の解釈は検査前確率と検査特性（感度・特異度）に注意して行います．

表18　細胞性免疫低下患者でリスクの高い感染微生物

微生物の種類	グループ（覚え方）	主な微生物
細菌	2L M N 2S	Listeria Legionella Mycobacterium[※] Nocardia Salmonella Staphylococcus aureus
真菌	ACCP	Aspergillus Cryptococcus Candida Pneumocystis jiroveci
ウイルス	ヘルペスウイルス属	HSV VZV CMV EBV
寄生虫	CTMS	Cryptosporidium Toxoplasma Mucor Strongyloides

※Mycobacterium tuberculosis および Non-TB Mycobacteria の両方を含む

表19　液性免疫低下患者でリスクの高い感染微生物

微生物の種類	グループ	主な微生物
細菌	莢膜を有する菌	Streptococcus pneumoniae Haemophilus influenzae Neisseria meningitidis
寄生虫		Giardia

表20 皮膚粘膜障害（カテ留置・アトピー・薬疹）患者でリスクの高い感染微生物

微生物の種類	グループ	主な微生物
細菌	グラム陽性球菌	*Staphylococcus aureus*
		コアグラーゼ陰性ブドウ球菌（CNS）
		Enterococcus
		Streptococcus viridans group
	ブドウ糖非発酵菌	*Pseudomonas*
		Acinetobacter
	皮膚常在グラム陽性桿菌	*Corynebacterium*
真菌		*Candida*
ウイルス		HSV

　抗菌薬治療では，有効性が高く，なるべく狭域で（narrow is beautiful），当該臓器への移行性がよい，安全性の高い，コストの小さい（low cost），抗菌薬の選択を心がけましょう．今後の耐性菌出現（アシネトバクターなど）を予防するために，抗菌薬の適正使用を守り，de-escalationに努めることが「社会正義」としても正しい診療です．「感染症＝メロペン®」などのような診療を行っていると，他病院の訪問研修医や外国からの訪問医学生から失笑を買うかもしれません．

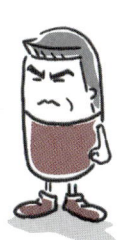

研修医チェックリスト

- ☑ 抗菌薬が不要な感染症もある
- ☑ 代表的な感染症の病歴・診察所見を知る
- ☑ 代表的な病原微生物のグラム染色所見を知る
- ☑ 代表的な抗菌薬の一般名を覚える
- ☑ 代表的な感染症のエンピリック療法を知る
- ☑ 代表的な病原微生物の推奨療法を知る
- ☑ 代表的な感染症の治療期間を知る
- ☑ 入院患者さんの発熱への対応を身に付ける
- ☑ *Clostridium difficile* 感染疑いへの対応を身に付ける
- ☑ 発熱性好中球減少症患者への対応を身に付ける
- ☑ 代表的な感染予防策とその適応を把握する

◆ 参考文献

1） Tokuda Y & Miyagi S：Physical diagnosis of chronic obstructive pulmonary disease. Intern Med, 46：1885-1891, 2007
2） Norisue Y, et al：Phasic characteristics of inspiratory crackles of bacterial and atypical pneumonia. Postgrad Med J, 84：432-436, 2008
3） Tokuda Y, et al：The degree of chills for risk of bacteremia in acute febrile illness. Am J Med, 118：1417, 2005
4） Tokuda Y, et al：A simple prediction algorithm for bacteraemia in patients with acute febrile illness. QJM, 98：813-820, 2005
5） Kiyoyama T, et al：Isopropyl alcohol compared with isopropyl alcohol plus povidone-iodine as skin preparation for prevention of blood culture contamination. J Clin Microbiol,：54-58, 2009
6）「研修医のための臨床検査・病理超マニュアル」（小倉加奈子，三宅紀子，小栗豊子/著），羊土社，2013
7） Freifeld AG, et al：Clinical practice guideline for the use of antimicrobial agents in neutropenic patients with cancer: 2010 update by the infectious diseases society of america. Clinical Infectious Diseases, 52：e56-e93, 2011

第3章

研修医に必須のプレゼン術を教えます

第3章 研修医に必須のプレゼン術を教えます

1 症例プレゼンテーションの基本とコツ
必要な情報をいかに正確に短く伝えるか

岸本暢将

❶ 症例プレゼンテーションは医学教育に不可欠

　日常の多忙な臨床業務のなかで行う臨床病理検討会（Clinical Pathological Conference：CPC），ケースカンファレンス，ベットサイドラウンド（例：教授回診）は，治療方針を決定する意見交換の場であるばかりでなく，卒前・卒後教育において必要不可欠な医学教育の場です．

　これらのなかで必ず行われる「症例プレゼンテーション」．ここから初めて**「考える」能力が育成されます**．そして，電話でのコンサルテーション，転院先の医療関係者へのプレゼン，どこでも明確に，要点を押さえて，提示することが相互の理解を深め，その後の診療に大きな影響を与えます．しかしながら，これまで日本における卒前・卒後教育のなかで，この症例プレゼンテーションの指導を受けることは稀で，日本の徒弟制度によく見受けられる「見て覚えろ」といった具合に，系統的な教育方策ができていない時代が続いてきました．

　米国ではどうでしょう．米国医学生は，医学部3〜4年次（日本の医学部では5，6年目にあたる）に，病棟・外来研修で個別に患者さんを担当し，毎日，担当教官や上級研修医に症例プレゼンテーションをし，短時間で効果的に症例プレゼンテーションをする訓練，指導を受けます．

また，ケースカンファレンス（モーニングレポート）では，朝7時30分という早朝にもかかわらず，眠っている研修医を見たことがありません．米国の医学生，研修医の症例プレゼンテーションは参加者を引き付け，その後の活発な意見交換の起爆剤となるばかりでなく，実際に患者さんを診ていない参加者もあたかも自分がその患者さんを担当したかのように症例に吸い込まれていき，自分が経験した症例のように今後の診療に活かすことができます．

❷ オーラルプレゼンテーションは，医師としての能力を反映する

　米国での外来研修における新患の症例プレゼンテーションは実に緊張する時間です．指導医より前にまず患者さんの病歴聴取，診察をします．その後，指導医も合流したら，直ちに，メモを見ることなく，現病歴，既往歴，身体所見，アセスメント，治療方針まで，よどみなく患者さんの前で提示しなければなりません．「正確かつ簡潔に，大事でないことは発言するな，緊張せずにフレンドリーに振舞え」と指導医から注意されます．短時間で情報を集めて思考をまとめなければならず，言葉もうまく出ず，しかも患者さんの前です．緊張を隠すのは至難の業です．症例プレゼンテーションを如何に上達させたかが臨床研修の評価の重要な

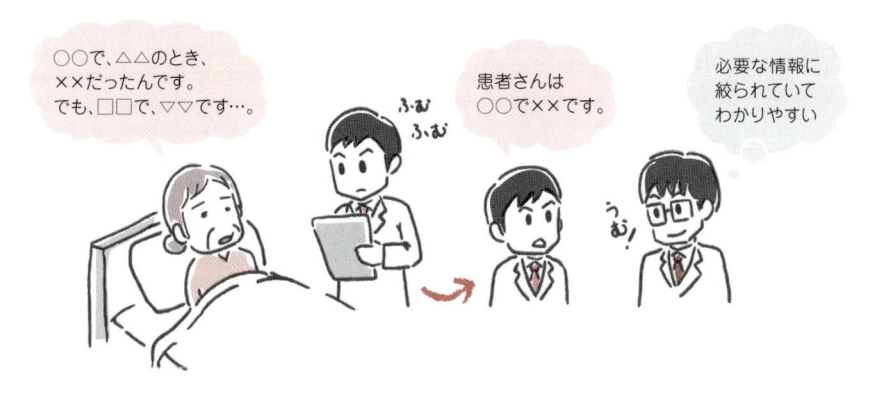

1．症例プレゼンテーションの基本とコツ　205

要素となるため，毎日真剣勝負です．ある一日の終わりに指導医が私に言いました．「診察直後に理路整然と症例プレゼンテーションするためには，**情報収集を効率よく行わなければならない**だけでなく，診察の最中に，多くの情報のなかで**何が大事で何が大事でないかを取捨選択**して考えをまとめなければならない．疾患および患者さんについての深い理解がないとできないことだ．症例プレゼンテーションを訓練せずにどうして1日70人近い患者さんの治療方針を正しく即座に決定できるようになれるだろうか．君には是非，日本にこの教育の手法をもち帰って欲しい．」つまり，症例プレゼンテーションの訓練は，医師としての能力を高めるために必須であるということです．

考えてみると，このような"贅沢な教育"を日本で受けたことはありませんでした．留学中に自らの症例プレゼンテーションの技術を向上させなければならないことはもちろん，教育手法としての症例プレゼンテーションは，将来の日本の臨床医学教育に必要な要素であると実感しました．

以下に日米の臨床研修を受けた経験をもとに，実践的な症例プレゼンテーション向上法のポイントについて解説します．詳細については，「米国式症例プレゼンテーションが劇的に上手くなる方法」（羊土社）を参考にしていただきたいと思います．

プレゼン教育の浸透，そして臨床医学教育向上ばかりでなく患者さんのケアの向上に少しでも貢献できればと思ってやみません．

❸ 症例プレゼンをする前の準備

効果的な症例プレゼンテーションをする前に，まず，その準備として以下2つのことを行います．

①データ収集（H&P：history & physical examination，病歴聴取と身体診察）と，②診療録（カルテ）記載です．

詳細は2章-4「病歴聴取と診察の基本とコツ」を参照してもらいたい

のですが，H&Pを行う際の重要なポイントをもう一度強調したいと思います．

> ❶ 主訴を特定し，まず考えられる鑑別疾患を頭の中でつくる
> ❷ 考えた鑑別疾患を確実なもの，あるいは，除外するために必要な病歴を患者さんより引き出す
> ❸ それら鑑別疾患に必要と思われる，フォーカスを絞った身体所見を取り，検査を行う

4 症例プレゼンとはどういうもの？

1) どんなときにプレゼンテーションするの？

　オーラルプレゼンテーションは，劇に例えるとわかりやすいでしょう．プレゼンターは主人公で，台本は頭に入っています．主人公の演技（プレゼン）で聴衆を楽しませることもできるし，つまらなくすることもできるのです．常に聴衆の気を引きつける努力を惜しんではいけません．

　医師同士の円滑なコミュニケーションのためには，限られた時間のなかで**"必要なデータ"のみを選び出し，簡潔に**プレゼンテーションすることが非常に重要です．

　医師同士のコミュニケーションの機会は大きく分けて，

> ❶ 他病院からの紹介時
> ❷ 専門科コンサルテーション
> ❸ チーム内での患者ケア（回診を含め）
> ❹ 入院時救急医との申し送り
> ❺ 退院時外来医，ホームドクターとの申し送り
> ❻ 各種カンファレンス（ケースカンファレンス，CPCなど）
> ❼ 学会発表など

が挙げられるでしょう．

2）プレゼンテーションの目的

　臨床における効果的なプレゼンテーションの目的は，患者さんの問題点を可能な限り，明瞭かつ簡潔に相手に伝え，その問題点の解決法を決定することにあります．言い換えると，プレゼンテーションには，聴衆が鑑別診断を導き，解決法を決定するのに必要十分なデータが盛り込まれている必要があります．ただ，これらの聞き手に合わせた"必要なデータ"を即決するのは，臨床経験が豊富な医師でないと困難でしょう．しかし，自分の考えている鑑別疾患にとって必要なデータを選び，簡潔にオーラルプレゼンテーションを行うスキルは，すべての医師にとって必要不可欠であり，特に第一線で患者ケアを行う研修医にとっては，きわめて重要です．

　まずは基本的なオーラルプレゼンテーションのフォーマットを覚えてほしいと思います．以下に述べる基本フォーマットは，診療録記載，オーラルプレゼンテーションどちらでも共通しています．

3）プレゼンテーションの種類

　オーラルプレゼンテーションは，基本となるフォーマット（後述）は同じですが，時間によって2種類に分けられます．

❶ 一般型（スタンダード）：7分以内
❷ 省略型：2分以内

　一般型は，ケースカンファレンス（モーニングレポート），CPCのときなど，30分〜1時間ぐらいでディスカッションする症例のときに効果的です．臨床現場で頻回に行われるので，この一般型（7分以内）をまず練習するといいでしょう．省略型は，外来患者さんの症例プレゼン，他科コンサルタントへの患者情報の伝達，教授との病棟回診時，同僚に相談するときなど，要点のみを端的に伝達する際に非常に有効です．一般型同様，簡単に現病歴，既往歴，身体所見，診断に必要な検査データ，アセスメント・プランを述べるのですが，2分という短時間のなかで，

問題点・鑑別疾患に関係のない既往歴，身体所見をすべて省き，現病歴，アセスメント・プランを強調する点が大きく異なります．

4）プレゼンテーションの基本フォーマットとその時間配分

　一般型のプレゼンテーションでは，以下の❶〜❿項目を全体で約7分以内に行います．Opening Statement &主訴からアセスメント・プランまで一つ一つの項目とその順番をしっかり守って述べることが大切です．なお，基本的にはこのフォーマットは**SOAP**（2章-4参照）フォーマットに属しています．そのため**外来患者**さんの症例プレゼンテーションなど，限られた時間で行う省略型（2分以内）では，一般型のように各項目を一つずつ分けずSOAPで述べるといいでしょう．

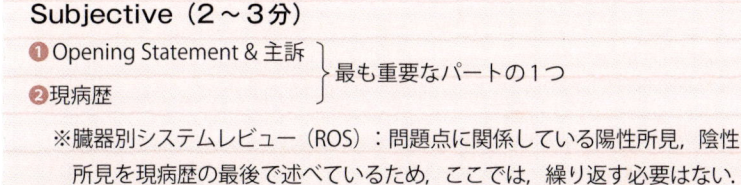

Subjective（2〜3分）
❶ Opening Statement & 主訴 ┐
❷ 現病歴　　　　　　　　　 ┘ 最も重要なパートの1つ

※臓器別システムレビュー（ROS）：問題点に関係している陽性所見，陰性所見を現病歴の最後で述べているため，ここでは，繰り返す必要はない．

❸ 既往歴 ┐
❹ 生活歴 ┘ 簡潔に述べる

Objective（1〜2分）
❺ 身体所見
❻ 診断学的検査
❼ まとめ

Assessment & Plan（2〜3分）
❽ プロブレムリスト　　　 ┐ 最も重要なパートの1つ．プロブレムリストを
❾ アセスメント・プラン　 ┘ 作りそれに従いアセスメント・プランを立てる
❿ その他

5）プレゼンテーションのポイント

　オーラルプレゼンテーションでは，常に上記項目とその順番に従うこ

とが大切です．例えば主訴を含むOpening Statementのあとに既往歴をだらだら述べることのないように‼ 以下，プレゼンテーションのポイントを挙げます．

❶ 患者さんに関すること**すべてを述べる必要はない**のです．今回の問題点に関係することを簡潔に述べて，通常は長くても7分以内で終えます（聴衆の緊張感はそれ以上は続きません‼）．

❷ もし途中で間違えても，止まったり，謝る必要はなく，プレゼンテーションを続けます‼ あなたが主人公です（例：すいません，と悪くもないのにすぐに謝っていませんか？）．

❸ 患者さんの言葉は，鑑別疾患・問題解決に有用であるときのみ使用します．

❹ 来院・入院の理由を簡潔に述べるOpening Statementは非常に重要であり，**1センテンス**にすること（主訴も含む）．

❺ 現病歴は，発症して以来の**時間経過**と共に述べます（chronological order）．

❻ 現病歴は，発症を**日付で述べるのは避け**，入院何時間あるいは何日前で，それが何時間・何日間続いたというように述べます（注意：診療録記載では日付でも構いません）．

❼ 一度述べたことを**反復することは避け**ます（例：現病歴内で陽性所見である既往歴を述べて，それを既往歴のところでは反復しない）．

❽ 聴衆に語りかけるように（いつも聴衆の気を引く必要がある），常に**Eye Contact**を保ち，できれば**ノートなどを見ずに**（メモを見るとしても，ときどきデータを確認する程度），いつも起立して，自信をもってプレゼンテーションをします．

❾ プレゼンテーションでは，現病歴，既往歴，身体所見，検査結果など，鑑別疾患に関係する**陽性所見**，**陰性所見**を述べます．

❿ アセスメントには，**一番考えられる診断**を述べ，その**理由**を述べます．その後，その他の鑑別疾患を述べると同時に，それを裏付ける所見と，それに反する所見を述べます．

⓫ それぞれの鑑別疾患に必要な**診断学的・治療学的プラン**を述べます．必要であれば，**教育プラン**も追加します．

⑤ 実例でわかる！症例プレゼンで話すこと，省くこと

プレゼンテーションの基本フォーマットの各項目について，具体的な内容やポイントを解説したいと思います．

1）Opening Statement & 主訴（Chief Complaint：CC）

"劇のタイトル"にあたるもので，1センテンスで述べられます．これには，Identification（ID），問題点に強く関係する既往歴（pertinent PMH），および主訴を含みます．このOpening Statementにより，聴衆はその後述べられる現病歴，既往歴，身体所見の内容に関して正しい関係付けができ，鑑別疾患を導くことができます．

主訴は，現病歴の一部（例：急性腹痛），身体所見の一部（例：脾腫），検査結果（例：ヘモグロビン6 g/dL）などさまざまです．また，よく主訴は患者さんの言葉でないといけないと医学生は考えますが，ほとんどの場合それは間違いです．それが鑑別疾患・解決法を導くのに重要な場合のみ使用します．例えば，胸痛で"前胸部を締め付けられるような圧迫感"と患者さんの言葉を聞くと，虚血性心疾患がすぐに鑑別疾患として挙がってきます．このような場合は，患者さんの言葉を主訴として

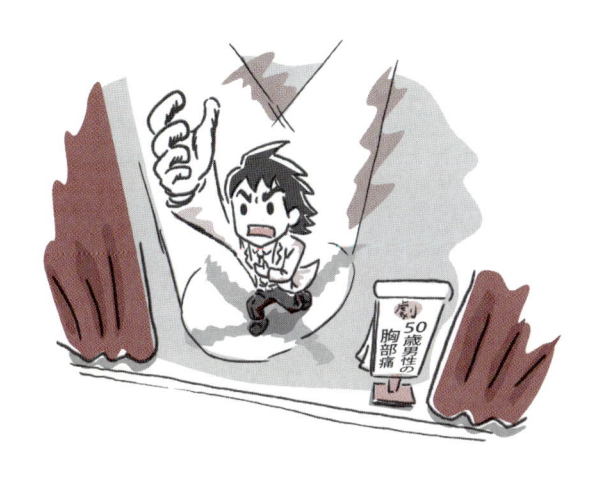

使った方がよいでしょう．また，患者さんの訴えが，正確な臨床用語と異なることもあるため，症例プレゼンテーション時は，それを正しい臨床用語に言い換えます．例えば，"めまい"と患者さんが言っても実際，回転性めまい（vertigo），不安定感（disequilibrium），前失神（presyncope），失神（syncope）であったりします．このときは，"めまい"ではなく，上記のように医学用語で言い換えます．

> **Opening Statement & 主訴例**
>
> 患者さんは，50歳男性で高血圧，糖尿病の既往があり4時間続く突然発症の左前胸部痛で来院されました．
> 　　　　　　ID　　　問題に強く関係する既往歴　　　　　　　主訴

2) 現病歴（History of Present Illness：HPI）

　症例プレゼンテーションにおける現病歴は，今回来院・入院した問題点を簡潔に，発症時から入院・来院に至るまでの**時間経過**と共に述べます．診療録記載時には"何月何日に発症した"と，問題点の日付を記載することは必要です．しかし，症例プレゼンテーションで**日付を述べるのは避け，入院何日前に発症し，それが何日間続いたか**，というように述べます．というのも，もし日付を述べた場合，聴衆は日付を暗記しなければならず，さらに入院から何日前か？と頭の中で計算しているうちに，鑑別疾患に重要な情報を聞き逃してしまうことになるからです．これを避けるため，プレゼンターがあらかじめ問題点発症からその変化

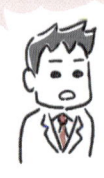

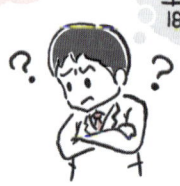

に至るまで，入院から何日前か計算しておき，聴衆が重要な情報のみに集中できるようにします．

内容には，**痛みのOPQRST**（詳しくは2章-4）を忘れずに含めます．また，この現病歴には，**入院時検査所見は通常は含めません**．というのも，どのような診断学的検査をするにも，まずは病歴や身体診察からのPretest Probability（検査前確率）の判断が非常に重要であり，それにより検査結果の解釈の仕方が変わってくるからです．

現病歴例

現病歴ですが，入院4時間前までは特に問題ありませんでしたが，<u>テレビを見ていたとき突然</u> <u>胸骨下領域に胸痛を認め</u>，<u>約30分持続</u>．それは，<u>圧迫され</u>
　　　　　　O：発症様式　　　R：主要部位　　　　T：時間的経過
<u>るような痛み</u>で，<u>7/10の強さで始まり30分かけて</u> <u>10/10まで増悪しまし</u>
　Q：質　　　　Q：程度　　　　　T：時間的経過　　　　Q：程度
た．疼痛は<u>前頸部，下顎部に放散</u>し，<u>座位前傾姿勢で軽快</u>しました．胸痛時，
　　　　　　R：放散部位　　　　　P：寛解因子
<u>呼吸苦，動悸，悪心・嘔吐は認めませんでした</u>．胸痛は<u>マーロックス®を服</u>
　　　　　S：随伴症状　　　　　　　　　　　　　　　　　　P：寛解因子
<u>用し一度軽快しましたが</u>，<u>2時間後再発し20分間持続</u>したため当院救急セン
　　　　　　　　　　　　　　　T：時間的経過
ターを受診しました．

● 陽性所見と陰性所見

ここで，症例プレゼンテーションに大変重要な陽性所見と陰性所見について述べてみたいと思います．

プレゼンターは，患者情報のなかで，鑑別疾患確立に何が必要な**陽性所見（pertinent positive history）**であるかを見極めなければなりません．ただ，何が必要で，何が必要でないかの見極めは非常に難しいときがあります．陽性所見の例ですが，上記症例では，糖尿病，高血圧という既往歴（冠危険因子）や虚血性心疾患という家族歴が，胸痛の鑑別疾患を立てるのに重要な情報ですが，例えば2年前の鼠径ヘルニア手術の既往などは，特に鑑別疾患に役に立つ情報ではないため簡単に述べるか，省略することさえあります．

1．症例プレゼンテーションの基本とコツ

上記のような既往歴の他，症例プレゼンテーションに含まれるべきものは外来通院歴・入院歴・家族歴・社会歴・服用薬剤・ROSなどのなかで今回の問題点解決・鑑別疾患確立に重要な情報です．

　プレゼンターは，患者情報のなかで，陽性所見同様，鑑別疾患確立に何が必要な**陰性所見**（pertinent negative history）であるかを見極めなければなりません．陰性所見の見極めは，陽性所見よりさらに難しく注意が必要です．もし，陽性所見が確定診断に十分であるときには，陰性所見はプレゼンテーションではあまり意味をなさないことが多く，かえって聴衆を混乱させます．例えば，急性気管支炎によるCOPD急性増悪の入院既往が複数回ある患者さんが，明らかに同じような症状で来院したときなどです．一方，陰性所見が非常に有効であるときがあります．これは，陽性所見から考えられる鑑別疾患が複数あるときで，陰性所見は，鑑別疾患確立に非常に重要になります．例えば，上記症例プレゼンテーションからは，聴衆は，虚血性心疾患，胸膜炎，肋軟骨炎，肺塞栓症，気管支炎，逆流性食道炎などを鑑別疾患として考えるでしょう．

　そこで，以下のような陰性所見（陽性所見）は鑑別疾患確立に重要な情報となります．

①**虚血性心疾患を考えての冠危険因子としての陰性所見**
　・過去に同様な症状や心臓病の既往はない．
　・高コレステロール血症の有無はわからず．

②**気管支炎を考えての陽性・陰性所見**
　・喫煙者で1日1箱．早期の肺気腫と言われているが特に吸入薬は使用していない．5日前から咳を認めるが発熱，喀痰は認めず．

③**胃食道逆流症を考えての陽性所見**
　・胸痛はマーロックス®を服用し軽快．
　・胸やけの既往あり．

④**肋軟骨炎を考えての陰性所見**
　・胸部外傷の既往なし．

⑤**肺塞栓症を考えての陰性所見**
　・胸部外傷の既往なし．肺塞栓症の危険因子はない．

　以上のように，症例プレゼンテーションで鑑別疾患の確立や，方針決定に必要な陽性所見と陰性所見を簡潔に述べることは，非常に重要です．上記の

例のように症例プレゼンテーションを行った研修医は，**聴衆をワクワクさせ，その後の活発な討論を誘発**します．症例プレゼンテーションの究極のゴールは，鑑別疾患の確立，方針決定に必要なすべての情報が述べられ，**聴衆の質問をなくしてしまうこと**にあります．

3）臓器別システムレビュー（Review Of System：ROS）

臓器別システムレビュー（ROS）は，各臓器別に症状・徴候をレビューし，**患者さんのもつすべての問題を確認**するために有効です．ただ，オーラルプレゼンテーションにおいては，特に問題点に関係しているROSの陽性所見と陰性所見を，現病歴の途中・最後で述べていて，現病歴と独立してROSの項目を述べることはほとんどなく，**問題点に関係していないROSは省きます**．例えば，前述の現病歴プレゼンテーション例では，

"胸痛時，呼吸苦，動悸，悪心・嘔吐は認めませんでした．"

とありますが，これは肺塞栓症や虚血性心疾患での症状，および合併

Column

研修医時代にマスターしようROS聴取法

臓器別システムレビュー（ROS）をルーチンに聴取していますか？ 時に患者さんが，問題点と思っていない症候でも，診断治療を行ううえで非常に重要な情報であることもあるので，ROSは必ず行うようにしましょう．実際ROSを聴取するとき，基本的には，患者さんの症候を頭から足先まで順番に行うのですが，私は忘れがちなので非常に重要な情報，例えば免疫抑制剤使用時の結核の既往歴や家族歴，予防接種歴，また診断学的にX線や治療で薬剤を使用することもあるので，妊孕性のある患者さんでは妊娠している可能性もこのROS聴取時に確認するようにしています．1年時研修医や医学生には，診察の際すべてのROSの項目（メモを見ながらでも）をもらさず聞くよう勧めています．というのも，実際ROSの項目すべてを聴取すると15分以上時間がかかりますが，数回行っているうちに各臓器のROSの項目をすべて暗記してしまいます．そうしたら身体診察と同時にその診察している臓器のROS聴取も行うことができるようになるので，時間短縮になります（例：目を診察しているとき，同時に目の項目のROSを聞く）．

症である心不全や不整脈を考えてのROSの項目です．これは鑑別疾患確立に重要であり，現病歴のなかで述べられるべきです．一方で，**今回の問題点とあまり関係しないROSは，診療録には現病歴とは独立してROSのパートとして記載しますが，オーラルプレゼンテーションでは省くことが多いです．**

4) 既往歴（Past Medical History：PMH）

既往歴では，**過去あるいは，現在かかっている病気，手術歴，現在あるいは最近まで服用していた薬剤，アレルギー歴，家族歴などを簡単に述べます．**ここでも陽性所見と陰性所見を考え，鑑別疾患と関係ある既往歴は詳しく述べます．ただ，上述のように鑑別疾患構築に重要な既往歴は，すでに現病歴のなかで簡単に述べられているので，現病歴の後で反復するのは1分1秒を大切にするオーラルプレゼンテーションでは時間の無駄になるかもしれません．

さらには，プレゼンターの判断で，問題解決に全く関係のない既往歴を述べないこともあります．例えば，幼少時代の虫垂炎の既往などは，脳卒中で入院した高齢の患者さんでは省くことも十分考えられます．その一方，腹痛で来院した患者さんの場合，鑑別として腸閉塞も考えられ，虫垂炎の既往は非常に重要な情報であり，おそらく現病歴もしくは既往歴に含められるべきものです．繰り返しますが，これはあくまでオーラルプレゼンテーションにおいてのポイントであり，**診療録記載では今回の問題解決，鑑別疾患構築に重要でないと思われる既往歴でも，詳しく記載する必要があります．**

オーラルプレゼンテーションで既往歴を述べるときよく使われるフレーズとして，下記の例（下線部）があります．

"<u>既往歴として</u>5年前より高血圧と糖尿病<u>があります</u>．"

5) 生活歴（Social History：SH）

　　生活歴では**飲酒歴，喫煙歴，違法薬剤使用歴（IV drug use**など)，その他について**簡潔**に述べます．既往歴同様，診療録記載では生活歴を詳しく記載する必要がありますが，オーラルプレゼンテーションにおいては，その限りではありません．ここでも陽性所見と陰性所見を考え，**鑑別疾患と関係ある生活歴を詳しく述べて，そうでないものは省きます**．例えば，胸痛で来院した本症例では，下記既往歴および生活歴の例のなかで，"今まで健康であったが離婚を経験しストレスが多かった"とありますが，ストレスが虚血性心疾患発症に関係する場合があり，このような生活歴が問題解決，鑑別疾患を考える重要な情報となりうるため，生活歴のなかで述べます．一方，もし患者さんが咳と発熱の主訴で来院していた場合，この生活歴はあまり主訴と関係するとは思えず，オーラルプレゼンテーションでは省かれるでしょう．

既往歴および生活歴の例

既往歴として過去に同様な症状や心臓病の既往はありません．[陰性所見] 高コレステロール血症の有無はわからず．[陰性所見] 生活では飲酒は機会飲酒，[陰性所見] 喫煙者で1日1箱30年．[陽性所見] 早期の肺気腫と言われていますが，特に吸入薬は使用していません．[陽性所見] 5日前から咳を認めていますが発熱，喀痰は認めず．[陰性所見] 胸やけの既往あり，[陽性所見] 胸部外傷の既往なし．[陰性所見] 肺塞栓症の危険因子はありません．[陰性所見] 今まで健康でしたが離婚を経験しストレスが多かったそうです．[陽性所見] 家族歴ですが，兄が心筋梗塞で56歳で死亡しており，[陽性所見] 父も糖尿病，高血圧で加療中．[陽性所見] アレルギーは特にありません．[陰性所見]

---

6) 身体所見（Physical Examination：PE）

　　身体所見の項目を，以下に示します．

- バイタルサイン
- 全身状態
- 皮膚
- 頭部・目・耳・鼻・咽頭および口腔内
- 頭部
- リンパ節
- 乳房診察（適応があれば）
- 前後胸郭，および肺
- 心臓
- 腹部
- 泌尿器系：肋骨脊柱角圧痛，陰部診察
  （男：睾丸，陰茎，亀頭部，女：内診）
- 直腸診
- 四肢
- 末梢血管系
- 筋骨格系：頭から指先まで
- 神経（精神）系：
  ・認知機能：意識状態
  ・脳神経
  ・運動機能系・筋力
  ・感覚系
  ・反射

　オーラルプレゼンテーションにおいては，現病歴同様，陽性所見と陰性所見を十分考慮し，今回来院・入院した問題点，鑑別疾患確立に関係する臓器システムに関しての身体所見を詳しく述べます．そうでない臓器システムの身体所見は省きます．これは，診療録記載時に，上記の身体所見の項目すべてもれなく記載を行うのとは異なります．

　具体的にオーラルプレゼンテーションでの身体所見は，

❶まず，必ず**バイタルサイン**と**全身状態**を簡潔に述べます．

❷その後，頭から足先まで必要な身体所見を述べます（その**順番は，慣例**なので上記項目順に従ってください）．

❸時間短縮のため，重要な臓器システムの陽性所見と陰性所見を述べた後に，"その他，特に異常ありません"などと述べることもできます．

　ここで，❷❸に関してですが，もし腹痛で来院した患者さんの身体所見に特に異常がなかったとき，❶を述べた後，"身体所見，特に異常ありません"と言うのはどうでしょうか．腹部診察で，骨盤部双手診や，直腸診は含んでいたのだろうか？と聴衆は疑問を抱くかもしれません．やはり，**鑑別疾患に重要な臓器システムの陰性所見は最低述べるようにしたい**ところです．

　ここで，オーラルプレゼンテーションにおいての身体所見の例を下記に示します．

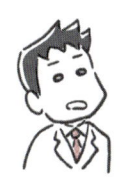

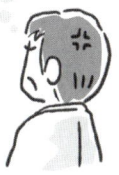

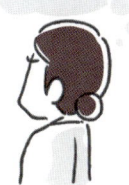

> **身体所見例**
>
> 　身体所見ですが，胸痛のため軽度苦悶様で発汗著明．血圧は160/80で左右差なし．心拍数は90回．呼吸数は16回．体温37℃．頭頸部は異常なし．頸動脈波は正常で頸動脈雑音はなし．JVP[*1]は胸骨角から7 cm．ラ音，喘鳴は聴取せず呼吸音の左右差はなし．胸郭上に圧痛なし．Ⅰ音，Ⅱ音は正常でⅢ音は聴取しませんでしたがⅣ音聴取．心雑音や心膜摩擦音はなし．PMI[*2]が外側に転位．腹部は正常．肝臓は8 cmで拍動性はなし．腹水なし．下肢に浮腫なく，末梢動脈の拍動は左右差なく正常．末梢循環不全の徴候も認めません．神経所見は異常なし．
>
> *1 JVP：jugular venous pressure（頸静脈圧）
> *2 PMI：point of maximal impulse

7）診断学的検査（Laboratory Data, Diagnostic Studies）

　ここでは，血液検査，放射線学的検査から，必要な手技により得られた検査結果（例：スワンガンツカテーテルから得られた結果）まで，**すべての検査所見を含みます．**

　ポイントは，**鑑別疾患確立に必要な検査結果（陽性・陰性所見）を聴衆が知りたいと思う順番に述べる**ことです．例えば，胸痛で来院した例では，聴衆が知りたいと予想される心原性酵素，心電図，胸部X線の検査結果をまず先に詳しく述べるようにしましょう．

　また，オーラルプレゼンテーションにおいて検査結果を述べる際，「ナ

トリウム129で，これは正常より低く，カリウム5.2で少し高めである」のように，**聴衆が明らかに理解できる検査所見の解釈を述べるのも，プレゼンテーションのテンポを悪くするので例外を除いて避けましょう**（例外：正常値が一般的に聴衆に覚えられていない検査結果を「TSH 0.40で正常値以下である」と述べることはあります）．

　今回来院・入院した問題点の発症以前に，何らかの理由で行われた検査の結果で，今回の問題解決，鑑別疾患確立に重要である所見なら，他の項目（既往歴・生活歴や身体所見）と同様，現病歴のところで述べるべきです．

診断学的検査例

　検査では，血算にてヘモグロビン12，電解質，肝機能，尿一般検査は正常．トロポニンⅠは陽性．胸部X線では心拡大を認めますが大動脈のサイズは正常で心不全像もありません．心電図は洞調律，正常軸，AVブロックなし．Ⅱ，Ⅲ，aVfにST上昇を認めます．

8）まとめ（Summary）の言葉

　2〜3センテンスで簡単に，今まで述べた症例プレゼンテーションをまとめます．ここにはOpening Statement & 主訴同様，ID，問題点に関係する既往歴，そして主訴および現病歴から始まり，重要な身体所見，検査所見を一言ずつ述べます．ただ，もしそれまでのプレゼンテーションにおいてポイントが簡潔に述べられ素晴らしいものであれば，特に複雑なケースでない限り，このサマリーは時間の限られたオーラルプレゼンテーションでは必要ないかもしれません．以下にまとめの例を紹介します．

まとめ例

　まとめますと，患者さんは，50歳男性で喫煙，高血圧，糖尿病の既往があり，4時間続く突然発症の前胸部痛で来院．身体所見では，軽度苦悶様で発汗著明．血圧，脈拍の左右差なし．JVPは7 cmでⅣ音を聴取．心電図では，Ⅱ，Ⅲ，aVfにST上昇を認め，トロポニンⅠは陽性．胸部X線で心拡大を認めますが大動脈のサイズは正常で心不全像はありません．

9）プロブレムリスト（Problem List）

アセスメント・プランを述べる前に，まずプロブレムリストを立てます．プロブレムリストのポイントとよく見受けられる間違いを下記に挙げます．

ポイント

- 最も重要なプロブレムを最初に挙げます．そのプロブレムは，ほとんどの場合，主訴と関係しています．プロブレムリストの順番は，重症度の高いもの，致命的となる可能性があるプロブレムから順に．
- 診断が確定していればその診断名を書きます（ただ注意が必要：下記"よくある間違い"参照）．
- 今回の主訴・問題点と全く関係のない，あるいはあまり活動性の高くない問題点は，診療録には記載しますがオーラルプレゼンテーションでは省くことが多いです．

よくある間違い

- **Tunnel vision**：ケースが終わっていないにもかかわらず診断を決めてしまうことを，まわりが見えないトンネルに例えてTunnel visionと言います．例えば，アルコール多飲がある患者さんで肝機能異常が見つかったとき，プロブレムリストに"アルコール性肝機能障害"と他の可能性を考えず決めてしまうことがあります．プロブレムリストには，診断が確定するまでは"肝機能障害"とし，その原因として，薬剤性，ウイルス性肝炎，その他の可能性も考えます．
- **Lumping**："塊にする"という意味ですが，2〜3のプロブレムを鑑別疾患を考えず1つにしてしまうことを言います．例えば，高血圧と低カリウム血症というプロブレムから，他の可能性を考えず原発性アルドステロンと決めてしまい，プロブレムリストに"①高血圧，②低カリウム血症"ではなく，"原発性アルドステロン"と述べてしまうことを言います（高血圧薬サイアザイドの副作用かもしれません!!）．
- **Don't commit yourself !!**：プロブレムにr/o MI（rule out myocardial infarction：心筋梗塞疑い・除外）などと記載しないことを言います．患者さんは，何らかの症状や徴候をもち入院したはずで，"胸痛"というのがリストされるプロブレムであり，退院時診断で使われる"心筋梗塞疑い"と初めから述べるのは避けます．同様に，高血圧（220/130 mmHg）

1. 症例プレゼンテーションの基本とコツ　221

と右半身麻痺で入院した患者さんのプロブレムを，"脳梗塞疑い・除外" "r/o stroke" などとするのは避けます．というのも，高血圧緊急症，脳梗塞，脳出血など鑑別疾患はこの他にも考えられるため，入院時プロブレムは以下のようにします．
①右半身麻痺
②高血圧

● **Don't split hairs**：診断が確定している場合には，それに関連した問題を分ける必要はありません．ばらばらにすることでかえって混乱を招きます．例えば，肝硬変の既往がある患者さんのプロブレムリストで，

①肝不全
②低アルブミン血症
③食道静脈瘤
④メズーサの頭

とするよりも，

①肝硬変による末期肝不全
・食道静脈瘤
・低アルブミン血症
・メズーサの頭

とした方が，わかりやすくシンプルです．

10）アセスメント・プラン（Assessment & Plan）

　　プロブレムリストを挙げた後，アセスメント・プランを述べますが，多くの研修医がこれを述べずに止まってしまいます．この**アセスメント・プランが，オーラルプレゼンテーションで一番大切な部分**であるにもかかわらず，まるで指導医の方に助けを求めるような光景をよく見かけます．実は，これを述べることにより，**指導医が研修医の評価をし，教育するポイントを見つけ，間違いがあれば指導することができる**のです．また，**例え間違えたとしても，そこから学ぶことは大きいのです．**
　　ポイントですが，それぞれのプロブレム（問題点）に対してアセスメント・プランを立てます．特にアセスメントでは，一番可能性が高いと考えられる診断を初めに述べ，その理由（病歴，身体所見，検査所見な

どから）を述べます．その後，その他の鑑別疾患を述べると同時に，それを裏付ける所見とそれに反する所見を述べます．

アセスメントに続きプランを述べますが，ここでは，アセスメントで挙げたすべての疾患の鑑別に必要な診断プラン，また考えられる治療プラン（治療の概要を述べ，その治療をする根拠も述べる）について述べます．必要であれば，教育プランも述べます．

このとき，プレゼンターのアセスメント・プランですので，**自信をもって述べるようにします**．

プレゼンターは，アセスメント・プランを述べ終えると，"何か質問はありますか？"と聴衆に尋ねます．これでプレゼンテーションが終了し，その後活発な議論が始まります．それに引き続き指導医による簡単な講義などがあります．

アセスメント・プラン例

プロブレムリストおよびアセスメント・プランですが，本症例でのプロブレムは胸痛です．胸痛の性質やパターン，喫煙歴，家族歴，トロポニンI陽性，心電図異常より診断は心筋梗塞によるものであると考えています．

他に考えられる胸痛の鑑別診断としては解離性大動脈瘤，胃食道逆流症，食道スパスム，肋軟骨炎，肺塞栓症などがありますが，病歴，胸部X線正常，血圧の左右差や胸壁の圧痛がないことから否定的と考えます．さらに特に肺塞栓症の危険因子もありません．

プロブレムリストは
〜〜のようになりまして…
…その一……

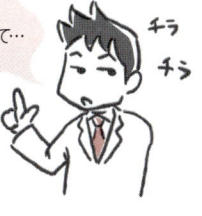

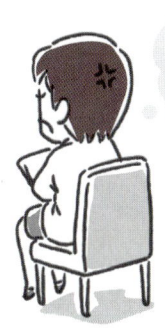

はやく
アセスメント・プランを
述べなさいよ

CCUに入院させ，アスピリン，ニトログリセリン，メトプロロール1回20 mg 1日2回を開始します．本日心臓カテーテル検査を行うよう循環器内科にコンサルトを行い，その結果によって冠動脈形成術を行うかバイパス術を行うか判断する予定です．教育学的プランとしては禁煙の指導，高血圧・糖尿病もあり，食事指導も入院前には行うようにします．

11）その他

　入院後経過についてをアセスメントの後，プランの前に述べることもあります．もし入院後経過がアセスメントに大きくかかわるのであれば，アセスメントの前に簡潔に述べることもあります．

6 まとめ

　症例プレゼンテーションの重要性，そして詳細について述べてきました．みなさんはこのような教育を卒前卒後教育で受けたことがありますか？迅速かつ簡潔な症例プレゼンテーションは，聴衆を引き付け，互いに確実なコミュニケーションをつくり上げることができます．特に正確さ，敏速さ，簡潔さが要求され，あいまいな表現は許されない医療現場，医師同士の患者情報のコミュニケーションにおいては，必要不可欠であると考えます．是非，卒前卒後教育にこのプレゼンテーション教育が組み込まれることを願ってやみません．練習・実践あるのみです！

症例プレゼンテーション例全文

　患者さんは，50歳男性で高血圧，糖尿病の既往があり4時間続く突然発症の左前胸部痛で来院されました．現病歴ですが，入院4時間前までは特に問題ありませんでしたが，テレビを見ていたとき突然胸骨下領域に胸痛を認め，約30分持続．それは圧迫されるような痛みで，7/10の強さで始まり30分かけて10/10まで増悪しました．疼痛は前頸部，下顎部に放散し，座位前傾姿勢で軽快しました．胸痛時，呼吸苦，動悸，悪心・嘔吐は認めませんでした．胸痛はマーロックス®を服用して一度軽快しましたが，2時間後再発し20分間

持続したため当院救急センターを受診しました．

　既往歴として過去に同様な症状や心臓病の既往はありません．高コレステロール血症の有無はわからず，社会歴では飲酒は機会飲酒，喫煙者で1日1箱30年．早期の肺気腫と言われていますが，特に吸入薬は使用していません．5日前から咳を認めていますが発熱，喀痰は認めず，胸やけの既往あり，胸部外傷の既往なし．肺塞栓症の危険因子はありません．今まで健康でしたが離婚を経験しストレスが多かったそうです．家族歴ですが，兄が心筋梗塞で56歳で死亡しており，父も糖尿病，高血圧で加療中．アレルギーは特にありません．

　身体所見ですが，胸痛のため軽度苦悶様で発汗著明．血圧は160/80で左右差なし．心拍数は90回，呼吸数は16回，体温37℃．頭頸部は異常なし．頸動脈波は正常で頸動脈雑音はなし．JVPは胸骨角から7cm．ラ音，喘鳴は聴取せず呼吸音の左右差はなし．胸郭上に圧痛なし．Ⅰ音，Ⅱ音は正常でⅢ音は聴取しませんでしたがⅣ音は聴取．心雑音や心膜摩擦音はなし．PMIが外側に転位．腹部は正常．肝臓は8cmで拍動性はなし．腹水なし．下肢に浮腫なく，末梢動脈の拍動は左右差なく正常．末梢循環不全の徴候も認めません．神経所見は異常なし．

　検査では，血算にてヘモグロビン12，電解質，肝機能，尿一般検査は正常，トロポニンⅠは陽性．胸部X線では心拡大を認めますが大動脈のサイズは正常で心不全像もありません．心電図は洞調律，正常軸，AVブロックなし．Ⅱ，Ⅲ，aVfにST上昇を認めます．

　まとめますと，患者さんは，50歳男性で喫煙，高血圧，糖尿病の既往があり，4時間続く突然発症の前胸部痛で来院．身体所見では，軽度苦悶様で発汗著明．血圧，脈拍の左右差なし．JVPは7cmでⅣ音を聴取．心電図では，Ⅱ，Ⅲ，aVfにST上昇を認め，トロポニンⅠは陽性．胸部X線で心拡大を認めますが大動脈のサイズは正常で心不全像はありません．

　プロブレムリストおよびアセスメント・プランですが，本症例でのプロブレムは胸痛です．胸痛の性質やパターン，喫煙歴，家族歴，トロポニンⅠ陽性，心電図異常より診断は心筋梗塞によるものであると考えています．

　他に考えられる胸痛の鑑別診断としては解離性大動脈瘤，胃食道逆流症，食道スパスム，肋軟骨炎，肺塞栓症などがありますが，病歴，胸部X線正常，血圧の左右差や胸壁の圧痛がないことから否定的と考えます．さらに特に肺塞栓症の危険因子もありません．

　CCUに入院させ，アスピリン，ニトログリセリン，メトプロロール1回20mg1日2回を開始します．本日心臓カテーテル検査を行うよう循環器内科にコンサルトを行い，その結果によって冠動脈形成術を行うかバイパス術を行

うか判断する予定です．教育学的プランとしては禁煙の指導，高血圧・糖尿病もあり，食事指導も入院前には行うようにします．

研修医チェックリスト

- [x] 症例プレゼンテーションは必要不可欠な医学教育
- [x] 情報収集を効率よく行い，診療録とは異なり必要な情報のみを簡潔に述べる
- [x] Opening Statement＆主訴からアセスメント・プランに至るまで，基本フォーマットに沿って述べる
- [x] 陽性所見，陰性所見は鑑別疾患の確立に必要なものを簡潔に述べる
- [x] プロブレムリストでは，確定していない診断名を書かない
- [x] アセスメント・プランは症例プレゼンテーションで一番大切な部分．自らの考え（診断，治療法）を述べることによって，指導医は教育するポイントを見つけることができる

第3章 研修医に必須のプレゼン術を教えます

2 学会発表（口頭発表）の基本とコツ
外に飛び出してみよう！

岸本暢将

① 学会の口頭発表にチャレンジ！

　時間と気力があれば学会発表を研修医時代から行うことをお勧めします．国内の学会で慣れたら，ぜひ国際学会にもチャレンジしてください．私が専門のリウマチ膠原病領域において，特に国際学会として年一回開催される American College of Rheumatology（ACR）の国際学会では演題（抄録）登録を行っても口頭発表（オーラルプレゼンテーション），ポスター発表（ポスタープレゼンテーション）合わせて採択されるのは全体の50〜60％です．そのなかでも口頭発表に選ばれることは狭き門であって，口頭発表に採択されることは大変名誉なことです．口頭発表は，ポスター発表よりも質の高い研究であるため採択されるわけですが，口頭発表を行う自信がない場合，演題（抄録）登録時に口頭発表を拒否することはできます．しかし，口頭発表は医師に必須のプレゼンテーション能力を鍛える，もってこいの機会ですので，是非チャレンジしてみましょう．

　口頭発表はポスター発表とは異なり発表時間は短く，決められた時間内（通常10分以内）で聴衆が講演内容を理解できる説明をする必要が

あるので，以下に述べるフォーマット，Tips（コツ）を守り発表を行いましょう．

❷ 学会発表に重要な13のコツ

1）わかりやすい口頭発表の構成要素は？

ポスター発表同様，口頭発表を行う際の必要最小限の構成要素は

- ❶ 演題名（Title）：著者名と所属（Authors, Affiliations）
- ❷ 研究を行った背景（Background or Introduction）
- ❸ 研究の目的（Objective）
- ❹ 研究の方法（Materials and Methods）
- ❺ 結果（Results）
- ❻ 考察（Discussion）
- ❼ 結論（Conclusion）

があり，**最低でも上記項目数の7枚のスライド**が作られることになります．さらにここに参考文献（References），謝辞（Acknowledgements），利益相反（Conflict of interest：COI）のスライドが加わります．"利益相反"では製薬企業から研究費を受けていたり，ある特定の製薬企業の株を持っていたり，製薬企業専属の演者になっていた場合，発表の冒頭で紹介する必要があります．利益相反がない場合でも冒頭のスライドでNo conflict of interestと発表する必要があります．

2）時間制限を厳守する

通常**10分の発表，2分の質問**です．時間超過は，後の発表者に迷惑になるばかりでなく，多くの情報を盛り込み過ぎると伝えたいポイントが伝わりにくくなってしまいます．

3）スライドは何枚までか？

　10分間で何枚のスライドが使えるでしょうか？内容やその複雑さや分量にもよりますが、聴衆にしっかり理解してもらおうと考えた場合には、**"1枚1分"が目安**でしょう．もう少し詳しく言うと，しっかり説明が必要なスライドは10枚で，その他，項目の間にTransition（クッション）で使うスライド，上記の「参考文献」，「謝辞」，「利益相反」のスライドは各約5秒くらいと考えます．

　全体を通して**Take home messageはせいぜい3つのポイント**ぐらいにとどめて，そのポイントを伝えるためのスライド以外は欲張らず削除します．"Sorry busy slide"と言うぐらいならそのスライドは入れない方がいいでしょう．また，欲張りすぎて1枚のスライドに内容を詰め込み過ぎると見栄えも悪く，聴衆が内容を理解する前に次のスライドに進むことになるので，できるだけシンプルにスライド内容を作りましょう．**キーワード**を使用し，箇条書きで，極力**文章は使用しない**ようにします．ここでは**演者が読むためのスライドではなく，聴衆の理解を深めるためのスライド**であることを忘れてはいけません．

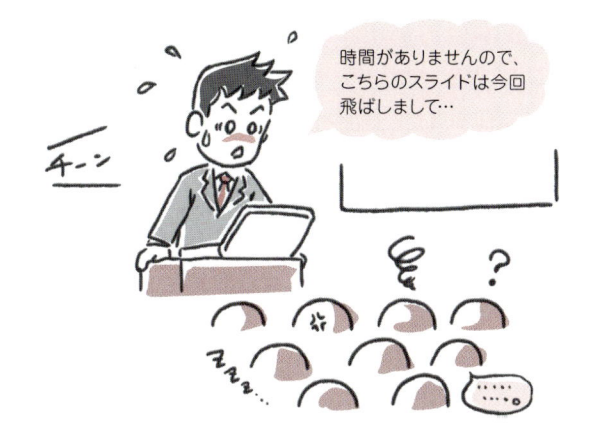

4）1枚目のスライドはストレス軽減スライドで！

　特に決められているわけではありませんが，上記**3**）の項目で述べたことの例外として，私は，タイトル後1枚目のスライドのみキーワードではなく，暗記の必要がないよう文章で書くようにしています．これは私があがり症であるため，自信があればはじめからキーワード，箇条書きでもいいと思います．

5）アプリケーションソフトは何を使うの？

　以前は35 mmスライドを使用する先生もおられましたが，昨今はMicrosoft社のパワーポイント（以降PPT：Macintosh or Windows）が主流です．Macintoshで作られたPPTファイルの場合，会場でのコンピューターは大抵Windowsなので，**Macintoshで保存したPPTファイルを事前に必ずWindowsで立ち上げてスライド1枚1枚ずれがないか詳細を確認**することをお勧めします．というのも，Macintoshで保存したPPTファイルはWindowsで立ち上げても互換性があると言われていますが，若干グラフの字がずれてしまう，などの小さな変化がみられることもあるようです．

6）テンプレート，背景および文字のカラーについて

　PPTにてスライドを作成する場合，1つのプレゼンテーションで2種類以上のテンプレートは使用しないようにします．テンプレートはシンプルなものにして飾りやデザインなどがあるものは避けた方が無難です．背景は，暗めの色（black, dark blue, black to blue gradients等）を使用し，文字は明るい色（黄，白，シアン，明るい緑，明るい赤，明るいオレンジ等）を使用します．また文字の色は，1つのスライドで2〜3色までにしましょう．

　こうすることによって見やすくなり，聴衆にポイントが伝わりやすくなります．

7）フォント，フォントサイズについて

　フォントは，Helvetica, Arial, Verdanaなどが聴衆から読みやすいと言われています．Times, Times New Roman, Garamond, Bookmanは避けましょう．海外で使用する可能性のあるスライドの場合，日本語のフォントも海外のコンピューターでは文字化けするので使用しない方がいいです．

　また，WindowsやMacintoshにデフォルトで入っているフォント以外のフォントの使用も会場のコンピューターで描写されないことが予想されるので避けます．1枚のスライドで2つのフォントの使用は見にくくなるだけなので避けましょう．また，フォントサイズは大きめのものを使用します．18ptが最小のフォントサイズと考え，理想的には24pt以上のフォントサイズを使用します．

8）文字，テキストについて

　英語でスライドを作成する場合，すべての文字を大文字（CAPS）にすることは避けましょう．離れたところから見ると文字としてではなく"塊"に見えて読みにくくなります．もし強調したい文字がある場合には，文字の読みやすさを考え，斜字体（Italics）よりも太字（Bold）を使用します．一枚のスライドのテキストは6～7行が読みやすく，それ以上文字を詰めると読みにくくなるため避けましょう．冒頭のタイトルの使用単語は5つ以内，日本語の場合でも既定のタイトルスライドのフォントサイズで1～2行以内に納めると読みやすくメッセージ性があります．

9）表より図を使用する

　複雑な表の使用は極力避けましょう．やむを得ず表を使用する場合には，表のなかの数字は四捨五入してシンプルにした方がわかりやすくなります．また特に強調したいところをわかりやすく色を変えたり，囲ったりします．ただ可能であれば表ではなく同じデータを図（グラフ）で

示すと，短時間で理解しやすく見やすいものになります．図が数枚のスライドに及ぶ場合，同じ患者群や治療群は同じ色にした方が理解しやすくなります．グラフには題名と軸が何であるかも示します．ただ，図内に細かい数字等データを入れるのも，数字を読む時間がかかり避けた方がいいです．**図は見た目が大事です**．

10) あまり単調になりすぎないようにする

　通常，スライドの90％がテキストで，約5％が図（円や線，バーグラフ等）なので，単調になりがちです．数枚写真を使用すると，プレゼンテーションが単調になるのを避けるアクセントになるばかりでなく，写真からは文字に表わせない多くの情報を伝えることができることがあり有用です．

11) ポインターの使用は最小限に

　ポインターの使用は最小限にしてポイントの1点を指すように使用します．あくまでポイントを示すポインターであり，決してスライドのテキストに下線を引くようにポインターを使用することは避けましょう（アンダーラインナーではない！）．というのも，会場では絶対に手が震えるので，見ていて緊張が伝わってきて内容どころではなくなるからです．また，演者がポインターを使用するということは，本来会場の方を向くべき演者がスクリーンもしくはモニターの方を見ることになり，❸で述べる聴衆からのCredibility（信頼性）獲得を妨げることになってしまうのです．ポインターで指したい場所は"アニメーション"機能を使って囲みを入れたり，単に太字にしたり，色を変えることで十分強調できます．

12) 会場には早めに行ってセッティング

　会場には必ずWindows担当者がいるので，早めに会場に行きPPTファイルを**会場のノートパソコンに移しチェック**を行いましょう．また，もしものときに備えPPTファイルはUSB等1つのメディアに保存する

だけでなく，自分のノートパソコン＋USBなど2つ以上の場所に保存することをお勧めします．

13) リハーサルを忘れずに

リハーサルを行うことで当日の緊張を75％軽減できるとも言われています．その際心の中でリハーサルをせず，**聴衆のいる前でリハーサルを行う**ようにしましょう．そこで聴衆（指導医や同僚）からフィードバックをもらうことでスライドの質や内容も向上し，当日の質問にもスムーズに答えることができるでしょう．

まとめ

以上，学会でのオーラルプレゼンテーションの重要な13のポイントをご紹介しました．最後に実際プレゼンする際のポイントをまとめます．

❶ 10分の**時間制限は必ず守り**，決して座長に時間オーバーでプレゼンテーションを中断させられないよう余裕をもって終われる分量にする．

❷ **リハーサルを必ず行う**．指導医や他の医師からフィードバックをもらいスライドの質，プレゼンの技術を磨く．

❸ プレゼンの始めに，「**First slide please**」**はいらない**．聴衆に挨拶をして，今回のプレゼンテーションのポイント（タイトル等）を簡単に述べ，いざプレゼンを開始する．

❹ プレゼンはスクリーンに向かって行うのではない．**会場（聴衆）に話かける**ようにプレゼンテーションを行う．

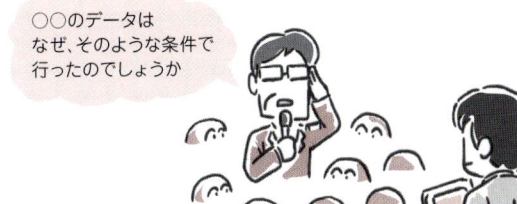

○○のデータは
なぜ，そのような条件で
行ったのでしょうか

おっ、リハーサルでも
つっこまれた質問だ

3 コミュニケーションの基本：聴衆のCredibilityを獲得する

　症例プレゼンテーション（3章-1参照），および学会発表（プレゼンテーション）ともに聴衆のCredibilityを獲得することは重要ですので，修辞学，パブリックスピーキング法の観点から，プレゼンテーションの注意点，ポイントなどをハワイ大学パブリックスピーキング教授ドーリック・リトル先生のご意見を参考にご紹介します．

　素晴らしい講演者・スピーカーのもつCredibility（信頼性）の重要性は紀元前に遡り，アリストテレスの修辞学に述べられています．これによると，スピーカーが，そのスピーチを効果的なものにするため，以下の3つの手段があるとのことです．

❶ Ethos（credibility）：聴衆からの信頼
❷ Pathos（appeal to emotions）：聴衆の感情に訴える
❸ Logos（appeal to reason）：論理的な展開

　素晴らしいスピーカーは，演題・聴衆にあわせ，これら3つの要素を使い分けます．

　PathosとLogosのどちらに重要性を置くかは，聴衆の教育レベルに大きく左右されます．感情に強く訴える方法Pathosは，教育レベルが比較的低い聴衆のときに使われ，その一方，教育レベルの高い聴衆には，事実に基づき，統計，文献引用などを活用する方法Logosが重要になります．どちらのケースにも，もちろんPathosとLogosの両方が使われるべきです．

　Ethosは，Credibility（聴衆からの信頼）のことです．いったい聴衆はどのようなことで，スピーカーが信頼できる（Credible）者とみなすのでしょうか？以下に挙げる要素が，このCredibilityに深く関係しています．

> ❶ The givens（年齢・性別・容姿など）
> ❷ Reputation（名声）
> ❸ Dress and grooming（身だしなみ）
> ❹ Content/Analysis（内容とその分析）
> ❺ Delivery（演説の仕方）
> ❻ Language（言語）

1）年齢・性別・容姿など（The givens）

　The givens は，年齢・性別・容姿など，スピーカーがほとんどコントロールできないものです．スピーカーはこれらを認識し，対策を考える必要があります．例えば，聴衆がすべてベテラン医師で，若手医師が講演するときなどには，スピーカーは The given 以外の手段で，すぐに Credibility を確立する必要があります．

2）名声（Reputation）

　アリストテレスは触れていませんが，スピーカーの名声・地位も短期的には Ethos（Credibility）に有利に働きます．しかし，多くの研究で明らかになったことは，講演数週後には，聴衆はスピーカーの名声を忘れ，講演の内容の良し悪しを覚えているということです．

3）身だしなみ（Dress and grooming）

　スピーカーの身だしなみ（Dress and grooming）は，スピーカーが完全にコントロールできるので，聴衆から Ethos（credibility）を獲得するのには非常に重要な要素となります．衣服は清潔感あふれるものが望まれます．

　しかし，Samuel Becker（1950年代アイオワ大学）らによると，効果的なスピーチを行うための Credibility の獲得には，The givens, Reputation, Dress and grooming より Content/Analysis（内容とその

分析），Delivery（演説の仕方），Language（言語）が重要であると考察しています．

4）内容とその分析（Content/Analysis）

　　Content/Analysis，Delivery，LanguageのCredibilityに対する効果は，これら3つの要素全体の効果を100％とすると，Content/AnalysisとDeliveryは共に45％，Languageは10％と言われています．

　　Credibilityを獲得するためには講演の内容（content），そしてそれをうまく分析（analysis）することが非常に重要です．内容を分析するのに，定められたフォーマットを守ることが重要です．例えば，症例プレゼンであれば，Opening Statement & 主訴からアセスメント・プランまで順に話していきます（3章–1参照）．

　　その他，ここでは，簡潔さもまた重要です．**情報すべてをプレゼンテーションで述べる必要はない**のです．

5）演説の仕方（Delivery）

　　演説の仕方（Delivery）も非常に重要で，これは，The body/The eye/The voiceの項目よりなります．The bodyの項目では，両方の足に均等に立ち（約10〜15 cm離す），母指の付け根あたりに重心を置き

Column

Body language（ジェスチャー）のコツ

　ジョン・F・ケネディ大統領やオバマ大統領の就任演説をご覧になれば一目瞭然ですが，Body languageは言葉よりも重要であると言われています．ジェスチャーはウエストより上で，手のひらを広げます（Open posture!）．ジェスチャーと声のトーンをあわせます．自信をもって，起立して，両足均等に荷重して聴衆に語りかけるように振る舞います．Eye contactを大事にして，決してモニターやスクリーンにプレゼンはしない．いつも聴衆の気を引くよう注意を払いましょう．移動が可能な演台であれば"クライマックス""言いたいところ"は聴衆に近づき，その後，元の位置に戻るようにしてみましょう．テンポは，決して急がず，大きな声で単調にならないように注意します．

ます．左右に振り子のように重心を移動させたり，片方に偏ったりすることは避けましょう．膝も屈曲させないようにします．片方の膝を屈曲させて立つと，数分としないうちに疲れて，他方の膝を屈曲せざるを得なくなってしまいます．この反復動作は，演説の内容より聴衆の注意を引いてしまいます．上肢に関しては，身体の両脇に置くのが自然ですが，時にはジェスチャーも効果的です．ただ，不自然なジェスチャーは避けましょう．

　The eyeの項目ですが，**聴衆の目を見て（Eye contact）喋る**ことは，Credibility獲得に非常に重要です．持続してメモやノートを見たり，聴衆の頭の上を見て話すことは，Credibility獲得を大きく妨げます．Eye contactではさらに聴衆の顔色を見ることができ，内容が難しすぎるか，理解しているか，などある程度判断することもでき，プレゼンテーションのスピード，内容を少し調節することもできます．

　The voiceの項目では，なるべくゆっくり，相手に聞こえる声で，決して単調にならないよう，大きなはっきりした声で話すように心がけましょう．繰り返しますが，プレゼンターであるあなたが主人公です．聴衆よりも情報をわかっているのです．**自信をもっていきましょう**．少し間違っても謝らなくていいのです．また，時には沈黙（Pause）を使うことにより，聴衆に考える間や，受け止める時間を与えます．一方英語では，"you know/OK/ahhh/ummm"などの声を出してのPauseは，かえって逆効果であるため避けます．

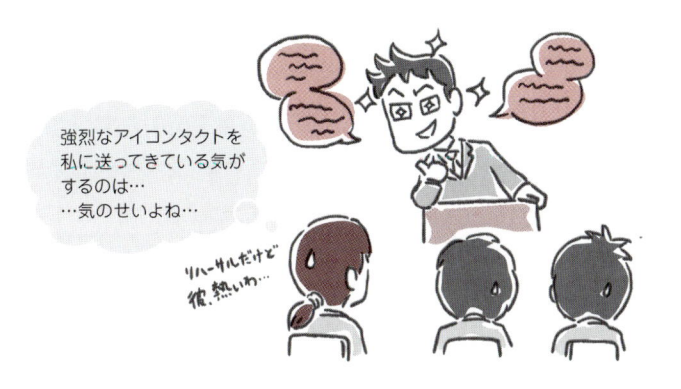

6）言語（Language）

　最後に言語（Language）に関してですが，これもスピーカーのCredibilityを妨げる原因となります．しかし面白いことに，聴衆は，他の内容がよければ，アクセント，言語障害，誤った発音，文法間違え，なまりなどを，ある程度許すものです．ただし，始めからこの聴衆からの許しを期待せず，常にLanguageの誤りがないよう，用意周到にすることが重要です．そうでないと，英語の文法誤りなどで**内容が聴衆に誤った形で伝わり**，Credibilityが一気に失われることがあるので注意が必要です．また，プレゼンテーションのときには，省略形や仲間言葉（Jargon）の乱用は避けましょう．

　以上，コミュニケーションにおいて，言葉そのものによって伝わる情報以外のもの，The givens（年齢・性別・容姿など），Reputation（名声），Dress and grooming（身だしなみ），Content/Analysis（内容とその分析），Delivery（演説の仕方），Language（言語）が重要であることがご理解いただけたでしょうか．

　❷で述べた1）〜13）のプレゼンのコツTipsに加え，ここで述べた聴衆からのCredibility獲得がキーとなることも参考にして，素晴らしいオーラルプレゼンテーションを成功させてください．

❹ 留学のススメ ：実際に体験してみないとわからない！

　日本人の米国への留学生が最近減っていると新聞記事で紹介されていました．何でもハーバード大学に留学する学生は中国や韓国からは増えていますが，日本人の留学生は危機的な状況だそうです．その理由は何でしょう．日本の生活に満足している，苦労して留学などしなくても日本の教育は世界一でわざわざ米国に行く必要はない，という意見もありますが，英語の環境に自分を置くのが怖い，世界で活躍する学生・同僚

と競争する自信がない，などネガティブな理由もあると思います．

1) 留学中に意識したこと

　私は米国で研修医として臨床教育を受けるために，沖縄県立中部病院で初期研修後，沖縄米国海軍病院でインターンとして経験を積み，2001年からハワイへ渡り，ハワイ大学研修医として内科を3年勉強しました．

　米国研修では毎日必死でした．英語のハンディがあったので「上級医あるいはまわりのメディカルスタッフが快適に仕事できるように」という目標を立て，朝は米国人より1時間早く5時までには自主的に病院へ行き，上級研修医が来る7時までに回診を終え，診療記録や指示を書き終えていました．上級医に余裕ができると指導していただく時間も増え，研修内容も充実します．そんな努力が実って，米国人を含む20人弱の同期の1年目研修医（インターン）のなかで，運よくベストインターン賞をいただきました．

　この賞は上級研修医や学生による投票により選ばれるのですが，上級研修医には楽をさせたこと，さらには学生には時間があれば5分10分でもミニレクチャーをしたり，課題を与えてあとで教えてもらったりと**双方向性の指導**を心がけたのがよかったのだと思います．後輩から信頼を得ることもできますし，人に教えることで自分のわかっていないことが再認識され記憶定着にも役立ちます．

　あともう1つ意識していたのは「**いつも笑顔でいること**」です．作り笑いもありますが，とにかくスマイルは絶やしませんでした．なぜそうするようになったかと言うと，インターンのとき慕っていた上級研修医の方に，「いつでも笑顔で仕事をしろ」と言われたからです．当直中の朝の3時ぐらいだったでしょうか，その先生のアドバイスは「夜勤で非常に眠いときでも，些細なことで患者さんに呼ばれたときでも，そしてそれがどんな患者さんであろうとも，必ず診なくてはならないのなら気持ちよく診た方が誤診も少なくなる」というものでした．今も私はその言葉に共感しています．

2）専門研修で鍛えられたこと

またハワイ大学1年目に私の人生を変えた出会いがありました．日系人でリウマチ膠原病の専門医であるKen Arakawa先生です．先生のもとで1カ月研修を行ったのですが，患者さんの半分ぐらいは高齢者でした．もともと全身疾患を診たいと思っていた私にとって，リウマチ膠原病はちょうどいいテーマだと思えました．当時米国ではすでに，日本では承認前だった生物学的製剤「インフリキシマブ」を関節リウマチの患者さんに使っていました．その注射を打つために，2カ月に1回，日本から遠路ハワイまで通院してくる患者さんが何人かおられました．その患者さんたちにインフリキシマブを打つと「ああ先生，本当に（具合が）よくなるんですよ」と言って，皆さん喜んで元気に帰っていきます．これを見て「ああ，この分野をもっと勉強して，日本に伝えなくては」と

Column

どうせ診るなら気持ちよく

似たようなことを1章でも言いましたが，まずは以下2つのケースをご覧ください．
【ケース1】 午前中の外来受付時間は12時まで．午前中だけで新患を含め40人の患者さんの予約が入っていました．12時3分になり看護師に「先生，12時前に来院されていたそうですが，もう一人新患を診ていただけませんか？」と訊かれムッとしたことはありませんか？
【ケース2】 夜の当直，午前2時30分に丁度仮眠したところでした．午前3時に病棟の看護師から「先生，患者さんが頭痛を訴えているので診ていただけませんか？」と訊かれムッとしたことはありませんか？
　実はともに私が研修医のときに経験したケースです．日米あわせて1年目の初期研修医（インターン）を3回やったのでこのような経験は正直に言うと多いです．医師として失格かもしれません．しかし，ハワイ大学での内科研修医時代，一緒に当直している上級研修医から「どうせ診にいかないといけないのだから気持ちよくいかないと損だよ．看護師からコールが来たとき"よし"と思って患者さんを診察すると"こんな症状で起こして"とイライラしながら診察するのと比べて誤診が減るかもしれないし，なんといっても研修医として得られるものが増えると思うよ．イライラするとメディカルスタッフも不快にさせてしまうしね」という助言をいただきました．この助言は今でも役に立っています．え，「今でもムッとしているのか」って…，すみません…．

思い総合内科研修後はリウマチ膠原病の専門医研修（フェローシップ）を志し，ニューヨーク大学のプログラムに進みました．

実際に専門医研修を開始してみて，改めてその素晴らしさに驚きました．開始当初の7月は，通常の病棟業務もあるのですが，毎朝月曜から金曜日の朝8～9時に，さまざまな科のエキスパートがフェロー（専門医研修医）向けのキックオフレクチャーをしてくれます．また，米国の病院の良い点は，**患者さんを1つの病院で抱えこまない**ことで，関節リウマチに強い病院があれば，そこに関節リウマチの患者さんのほとんどが紹介されてきます．例えばニューヨーク大学の皮膚科の膠原病専門外来には，東海岸のさまざまな病院から患者さんが集まってきました．そこで外来研修をすれば，**膠原病の皮膚病変のほとんどを数カ月で診られる**のです．専門医研修医にとって，大変贅沢な環境でした．

さらに，年2回ほど，**世界的に有名な先生の前でレクチャー**をする機会がありました．文献を50本ほど調べて2～3週間かけてレクチャースライドを作り，症例を示して超一流の先生方に講義するのです．それはもう必死で準備しました．おかげでプレゼン能力がずいぶん鍛えられました．

3）どんな形でもいいから海外へ出よう！

医学生研修医の先生方にお伝えしたいのは，「どんな形でもいいから海外へ出よう！」ということです．昔と違って，情報を得る手段がたくさんあるので，わざわざ海外に行く必要性を感じなかったり，日本での生活に満足していたりする人も多いようです．ただ，可能であれば間接的に得た情報だけを鵜呑みにするのでなく，**自分の目で確かめてほしい**のです．そしてそれぞれの良い点・悪い点を比較してほしいのです．医療システムも医療教育も，日本と他国（私は米国）では大きく異なります．実際の医療現場を体験すると，**単に外から批判的に見るのとは違い**，米国式の良い部分も悪い部分もリアルに見えてきます．そのうえで米国と日本を比較して，日本にない米国式の優れた部分を日本に伝え，逆に米国にない日本式の優れた部分を発信してほしいと思います．

3章 研修医に必須のプレゼン術を教えます

2．学会発表（口頭発表）の基本とコツ　241

一度しかない人生，皆さんも自分の目で確かめて，自分にしかできない新しい道を切り開いてください．

⑤ 臨床留学のタイミングを逃すな！

1）米国臨床研修は結構長い

　内科にしても，外科，小児科にしても**一般初期研修**を米国で終了すれば，その分野のエキスパートになれると錯覚してはいけません．米国での一般初期研修は，あくまでも優れた総合医になるための研修であり，日本で行う超専門医研修とは全く異なり，米国で同様の研修を行いたい場合には（後期）**専門医研修**（フェローシッププログラム）に進み，さらに数年間の研修が必要です．

　一般的に臨床留学でとるJ-1ビザの最長延長可能期間は7年間なので，その間に一般初期研修と専門医研修を終えることは十分可能ですが，外科初期研修は5年間，内科初期研修は3年間，さらに選択する専門医研修で1〜3年間必要であり，米国での研修期間が長くなることについては，上司や家族の理解が必要になります．

確かに飛べる実力はある．
しかし戻って来れる力は
残っているだろうか…？
向こう岸に危険はないか…？

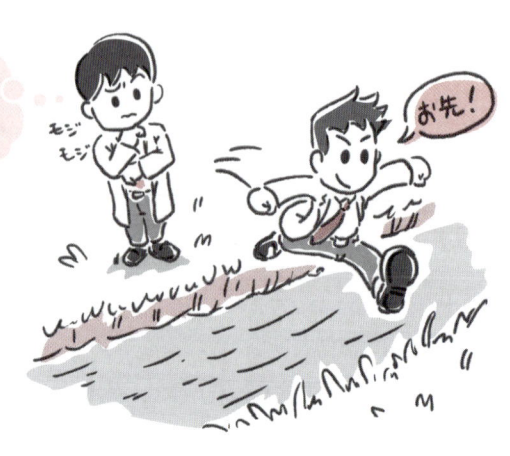

242　研修医になったら必ず読んでください．

2）家族と一緒に楽しい研修生活を

　米国では研修以外の時間は家族単位で行動することが多いため，日本のようにつきあいで上司や同僚達と親睦を深めることはめったになく，懇親会といえばクリスマスや感謝祭のホームパーティーなど，家族で参加する行事が多いです．米国医学部卒業の研修医の結婚率も日本に比べて非常に高いため，休日には家族で出かけることがほとんどです．もし1人で渡米した場合，不慣れな土地でのストレスも加わるので，筆者の個人的な意見ではありますが，結婚を予定している方は渡米前に結婚することを勧めます．また，既婚者の方も，子供の就学時期との兼ね合いなども十分考慮する必要があります．

3）臨床留学開始のタイミング

　渡米のタイミングですが，日本で数年研修後（5～6年以内），米国初期臨床研修を始めた場合，比較的スムーズに米国医療に溶け込むことができるようです．体力的な問題も多少関係していますが，偏った固定観念や医師として確立した経験や地位がないため順応しやすいのではないかと思われます．ただ，卒後数年で渡米した場合，日本の病院とのつながりが希薄で，帰国後の進路を心配することもあるかもしれません．しかし，2004年から日本でも臨床研修が必修化され，多くの病院で総合医としての指導医不足が懸念されているなか，米国で総合医教育を受け，その後日本に指導医として戻るチャンスは十数年前に比べたら多くなってきていると筆者は期待しています．また，現状の医局制度のなかでも，上司の理解があれば医局に席を置きながら渡米することも可能だと思われます．

　さて，実際の日本における最低研修年数ですが，米国に留学された先生方からの意見では，**最低2年は日本で研修**することを勧めています．日本の初期研修も経験することで両者の医療の長所，短所を比較することも可能になるからです．また，米国医学部卒業生は，プレゼンテーション能力は抜群で，学生時代にクリニカルクラークシップで病棟，外来などで患者さんを自分で受け持ち，ある程度のアセスメント・プラン

を立てることができます．臨床研修を始めたとき，彼らと同等の臨床能力およびプレゼンテーション能力をもっていなければ周りの同僚，先輩・後輩研修医から信頼されません．私自信は英語能力にかなり問題があったので，確固とした初期研修を日本で受け，さらに在日米国海軍病院で研修しプレゼンテーション能力を身に付けてから，と考え卒後4年目に臨床留学をしました．

4）焦らず，諦めずに夢を実現しよう

　ときどき，留学が遅れてしまうと心配される先生もおられますが，米国では，4年生大学を卒業後，医学部に4年間，つまり高校卒業後8年で研修医となります．また大学卒業後，何年か働いてから医学部に入学した研修医も20〜30％ぐらいいるので，日本の医学部を卒業し2年の初期研修終了後でも全く遅れをとっていません．

　以上，留学のタイミングを決定するには，医師としての自分の目標，家族も含め留学後の問題，帰国後の進路についていろいろな要素がかかわってきます．臨床留学を達成するにはいくつものハードルがあり，何度もくじけそうになります．ただ，是非諦めないでいただきたい．"成せば成る"のです．2004年から臨床研修が必修化され，医学生，教育者の視点が明らかに臨床医学教育改善に向けられています．日本においても米国より進んでいるさまざまな分野がありますが，こと臨床教育・総合医教育に関しては，まだまだ米国に遅れをとっている面も多くみられます．多くの先生方が米国臨床研修を行い，日本に帰国して活躍されることを願ってやみません．

研修医チェックリスト

- ☑ 口頭発表の発表時間は厳守
- ☑ 口頭発表のポイントは3つ程度に絞り，不要なスライドは除く
- ☑ 口頭発表でのスライドの言葉は大きく短く，シンプルで理解に時間のかからないように
- ☑ 口頭発表では聴衆の目を見て，はっきり大きな声で，自信をもって話す
- ☑ 口頭発表のリハーサルは聴衆のいる前で必ず行う
- ☑ 外から間接的に得た情報では，海外の実際の医療現場は見えてこない
- ☑ 臨床留学は期間もそれなりに長いので，タイミングを逃さないように
- ☑ 日本で2年ほど臨床研修した後だと，比較的スムーズに米国医療に溶け込める

◆ 参考文献
1)「米国式症例プレゼンテーションが劇的に上手くなる方法」(岸本暢将/編著)，羊土社，2004
2) 佐藤準一：上手なポスタープレゼンテーションのコツ．Frontiers in Rheumatology & Clinical Immunology，2：232-234，2008
3)「アメリカ臨床留学大作戦 改訂新版」(岸本暢将/著)，羊土社，2005

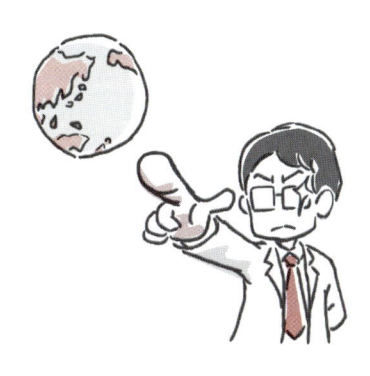

リトリート（休養日）について

　ハワイ大学留学中リトリート（retreat）という，リフレッシュを目的として，年2回，ハワイ大学内科研修プログラムが主催して行うイベント（上級研修医は年1回）がありました．簡単に言えば，皆が，自分が受けている研修について率直に言いたいことを言い合う機会です．ACGME（Accreditation Council for Graduate Medical Education：卒後教育認可委員会）の研修基準でリトリートについて具体的に規定しているわけではありませんが，指導医は研修医の精神的なサポートをしなくてはならないという規準があります．リトリートは，日本であれば飲み会などでお酒の力を借りてうっ憤晴らしなんてことになるのでしょうが，極端に言えば，これを正式にプログラムが主催して行うという訳です．もちろんプログラムがお酒を提供してくれるわけではありませんが，その代わりに当日24時間すべての業務（10月のインターンリトリートでは，指導医，上級研修医が業務をカバー，2月の全体リトリートでは指導医がカバーする）から解放され，リトリートに参加し大きな顔をして正々堂々とプログラムに対して不平・不満を言うことができます．インターンリトリートの時期は，インターンが意気揚々と医師として研修を開始してから約3カ月後（米国では7月に研修が開始するので10月前後）の落ち込んでくる時期にキャンプ施設などを借り切って行われます．主な内容は以下の4点であると解釈しています．

❶医師としての社会的側面について考え，討論すること
❷インターンからみた研修プログラムについて欠点，改善すべき点を討論すること
❸インターン同士の友好関係を深めること（つらいのは自分だけではない！）
❹仕事から解放されリラックスした時間をもつことによって，うつを予防する

　まず❶の医師の社会的側面を考える討論会について簡単に紹介します．討論会は，インターンをグループに分け，午前中にグループごとに異なるいくつかの文献を読み合い，その文献について担当グループが簡単に説明したうえ皆で討論し，引き続き午後にプログラム側が準備したそれらに関連した具体例（下記参照）について意見を言い合うという形で行われました．例えば1つのグループではmedical professionalismについての文献[1]が割り当てられました．これはthe American College of Physicians（ACP-ASIM）をはじめとするいくつかの米国およびヨーロッパの学会が共同で発表したもので，医師として行動するときに基づくべき最も基本的な3つの原理を掲げています．

　①患者が第一であること
　②患者のautonomy（自律，自主性）を尊重すること
　③医療の公平な分配

　さらにこれらの基本的原理に基づいた具体的事柄を挙げて説明しています．ただ，この論文は米国およびヨーロッパの学会が作ったもので，個人主義の色彩が随所に出てお

り，そのまま日本に持ち込むわけにはいかないという感想をもちました．午後にはこの具体的討論の例として，「45歳男性の患者，末期拡張型心筋症に対して心臓移植が必要だが，この患者の保険では心臓移植はカバーされない，医師としてどう行動すべきか？」というケースが挙げられました．これに対していわゆる正解は用意されておらず，とにかく皆でこのケースについて考え討論をします．

❷のインターンからみた研修プログラムの改善すべき点についての討論会では，実に多くの不平・不満が出されました．例えば，米国医療は日本に比べてかなり分業化が進んでいます．心電図1つにしても1日中心電図をとっている技師がいる程です．ここ米国では，医師が心電図をとることはACGMEが定める研修到達目標にはなく，心電図をとる必要はありません．しかし夜間は，病院によってはインターンが自ら心電図をとらなければならない状況がありますが，以上の達成目標から「医師がとる必要はない」と不平を言うインターンもいました．日本であれば戯言ともとられかねない発言ですが，米国の懐の深さはこれを真面目に聞いてあげること，さらに理屈が通っているとプログラム側が判断すれば，それを実際に改めて実践してしまうところでしょう．

こういう事例がありました．ハワイ大学内科研修医は，週1回午後にcontinuity clinicと呼ばれる外来研修（ACGMEの内科研修目標に3年間の研修を通して，週1回，半日の継続した外来研修を行う義務あり）を行います．今回のリトリートまでは，当直明けであっても，自分の午後の外来は自分で診ることになっていました．これに従うと，インターンは外来前日（当直日）早朝5時30分から入院受け持ち患者さんの回診を開始しますから，外来当日午後4～5時に外来が終了するとしても合計36時間継続して働くことになります．討論会では「これはACGMEの研修規定に反するのではないか」という意見が出されたため，プログラムはこれを受け入れ，翌月より当直明けの午後外来は廃止され，当直明けではない研修医，あるいは担当の指導医がカバーすることになりました．日本の大学病院や研修病院ではなかなか考えられない事例ですが，全米に存在する研修プログラムは，ACGMEの認可を取り消されるとプログラムの死活問題になるため，研修医の意見は積極的に取り入れられます．

1年を通して，すべてのインターンが一度に集まる機会は，実はそう多くありません．リトリートでは討論会の合間に皆で食事をしたり，砂浜でバレーボールをしたりして過ごしました．あるインターンは大切な結婚指輪を落としていることに気付かない程バレーボールに熱中し，気付いた後に皆で探し回るというハプニングも起こりました．

米国の臨床教育がここまで至った過程にも，実はさまざまな紆余曲折があったようですし，また最近になりダイナミックに変化しています．今後変化していく日本の卒前卒後臨床教育に携わる先生方の参考になればと思います．

◆ 参考文献

1) ABIM Foundation, ACP-ASIM Foundation, European Federation of Internal Medicine : Medical professionalism in the new millennium: a physician charter. Ann Intern Med, 136 : 243-246, 2002

索 引

数 字

6D ······················· 194

欧 文

A～D

ACP Journal Club ······· 37
antimicrobial stewardship
 ······················· 188
Aphorism ················ 63
assessment ············· 143
Best Evidence ··········· 41
bioavailability ····· 185, 191
bowel sound ············ 132
CAM-ICU ·········· 137, 141
CC ····················· 211
cervix motion tenderness
 ······················· 135
Clinical Key ············· 37
Closed questions ······· 110
Clostridium difficile 感染症
 ······················· 195
Cochrane Library ········ 37
costovertebral angle
 tenderness ·········· 136
CPC ···················· 204
crackles ················ 132
Credibility ············· 234
CVA tenderness ········ 136
deep palpation ········· 135
de-escalation ·········· 188
diagnostic plan ········· 143
dullness ············ 131, 133

DynaMed ················ 37

E～M

EBM ···················· 36
educational plan ········ 143
Five Killer Sore Throats
 ······················· 128
GCS ···················· 137
Geckler 分類 ············ 176
general appearance ···· 122
Glasgow Coma Scale ···· 137
Good Evidence ·········· 41
Google Scholar ·········· 37
HDS-R ·················· 139
HPI ···················· 212
Janeway 病変 ··········· 135
Japan Coma Scale ······ 137
JCS ···················· 137
J受容体 ················ 124
Levine の分類 ·········· 130
localized peritonitis ···· 135
manual muscle test ···· 139
maximal precaution ···· 160
Miller & Jones 分類 ····· 176
MMT ··················· 139
MSM ··················· 121

O～P

Opening Statement ····· 211
Open question ········· 110
OPQRST ··············· 117
Osler 結節 ············· 135
panperitonitis ·········· 135
partial treatment ······ 186
PE ····················· 217

percussion tenderness
 ······················· 133
peripheral sign ········· 135
Pertinent Negative ····· 119
Pertinent Positive ····· 119
PMH ··················· 216
polypharmacy ·········· 119
POS ···················· 142
problem list ············ 143
problem-oriented system
 ······················· 142
PubMed ················· 37

R～S

RASS ·················· 137
RCT ···················· 52
rebound tenderness ···· 135
Red man 症候群 ········ 183
resonance ············· 131
review of system ······ 121
rhonchi ················ 132
Richmond Agitation and
 Sedation Scale ······ 137
ROS ············· 71, 121, 215
S3 ····················· 130
S4 ····················· 130
semantic qualifier ······ 144
serendipity ············· 18
SH ···················· 217
shifting dullness ······· 133
sick contact ··········· 119
SOAP ··········· 14, 143, 209
SPACE 群 ·············· 193
splenic percussion sign
 ······················· 133
splinter hemorrhage ···· 135

248　研修医になったら必ず読んでください。

SQ ……………………… 144	医療安全 ………………… 20	患者さんの満足度 ……… 87
SSI ………………… 192, 193	医療関連感染症 ………… 193	感情労働 ………………… 107
standard precaution …… 196	医療面接 ………………… 111	感染合併症 ……………… 148
stridor …………………… 132	飲酒歴 …………………… 120	感染性合併症 …………… 158
ST 合剤 ………………… 181	陰性所見 ………………… 213	鑑別診断 …………… 70, 83
Summary ………………… 220	咽頭痛 …………………… 128	鑑別診断を考える ……… 74
superficial palpation …… 135	イントロデューサー針 … 152	鑑別診断を絞る ………… 75
surgical site infection … 192	院内感染予防 …………… 196	キーパーソン …………… 121
symptomatology ……… 119	訴えを聞く ……………… 71	既往歴 …………………… 216
	うつ病 …………………… 112	機械的合併症 ……… 148, 158
T〜W	運動機能 ………………… 139	気管呼吸音 ……………… 131
Take home message …… 229	英字略語 ………………… 182	気胸 ………………… 157, 159
technology tenesmus … 145	液性免疫低下 …………… 200	喫煙歴 …………………… 120
The Journal Watch ……… 37	エタノール摂取量 ……… 120	気道確保 ………………… 164
toxic shock syndrome	エチケット ……………… 108	基本的手技 ……………… 147
toxin …………………… 181	演説の仕方 ……………… 236	基本フォーマット ……… 209
toxic shock 症候群 ……… 181	エンピリックな初期治療	客観的所見 ……………… 143
treatment plan ………… 143	………………………… 187	吸収度 …………………… 185
tympany ………… 131, 133	オーラルプレゼンテーション	急性腸炎 ………………… 173
UpToDate ………………… 37	………………………… 205	共感 ……………………… 94
wheezes ………………… 132	悪寒戦慄 ………………… 178	胸鎖乳突筋 ………… 149, 151
	教えられ上手 …………… 23	教授回診 ………………… 204
		協調運動 ………………… 142
和文	**か行**	共鳴音 …………………… 131
	カード …………………… 26	局所の腹膜炎 …………… 135
あ行	ガイドワイヤー ………… 153	棘突起 …………………… 135
アイコンタクト ………… 94	外来研修 ………………… 103	筋性防御 ………………… 135
挨拶 ……………………… 19	外来診療 ………………… 86	空気感染対策 …………… 198
相槌 ……………………… 109	外来診療の12ステップ … 69	空気塞栓 ………………… 159
浅い触診 ………………… 135	踵膝試験 ………………… 142	グラム染色 ………… 174, 186
アセスメント …………… 143	喀痰 ……………………… 176	クリンダマイシン ……… 181
アセスメント・プラン … 222	確定診断 ………………… 84	クレームへの対処法
アプリケーションソフト … 230	風邪 ………………… 119, 194	………………… 88, 89, 91
アラーム症状 …………… 118	家族性地中海熱 ………… 121	頸動脈小体 ……………… 125
アルコール性肝硬変 …… 120	学会発表 ………………… 227	ケースカンファレンス … 204
アレルギー歴 …………… 119	カテーテル ……………… 155	血液培養 …………… 160, 178, 179
医学的常識 ……………… 36	カルテ …………………… 206	血管合併症 ……………… 164
痛み ……………………… 126	感覚機能 ………………… 140	血栓 ……………………… 159
痛みのOPQRST ………… 213	患者教育プラン ………… 143	血流感染症 ……………… 159
一貫した態度 …………… 24	患者さんの名前 ………… 98	謙虚さ …………………… 22

検査 …………………… 76, 84	子宮頸部の可動圧痛 …… 135	スイッチ ……………… 191
検索エンジン …………… 37	システムレビュー ……… 121	随伴症状 ……………… 117
研修医に必要な心構え …… 10	シプロフロキサシン …… 184	スタイレット …… 169, 170
原則 …………………… 64	集中治療室 …………… 147	スタディのサイズ ……… 50
見当識 ………………… 137	集中的傾聴 ……………… 89	ストレス ……………… 27
現病歴 ……………… 116, 212	主観的事実 …………… 143	生活歴 ………………… 217
交感神経 …………… 118, 126	手術部位感染症 ………… 192	清潔操作 ……………… 171
抗菌薬 ………………… 180	手術歴 ………………… 119	性生活歴 ……………… 121
抗菌薬の適正使用 ……… 188	主訴 ……………… 144, 211	脊柱の変形 …………… 135
口腔内の観察 ………… 128	守破離 ………………… 15	脊柱肋骨角圧痛 ……… 136
好中球減少症 ………… 199	初圧 …………………… 170	赤痢アメーバ ………… 121
喉頭蓋炎 ……………… 129	症候学 ………………… 119	接触感染対策 ………… 197
喉頭鏡 ………………… 165	上大静脈 ……………… 157	線状出血 ……………… 135
喉頭展開 ……………… 166	情報収集 ……………… 110	全身外観 ……………… 122
口頭発表の構成要素 …… 228	情報を聞く …………… 111	挿管チューブ ………… 165
誤嚥防止 ……………… 164	症例プレゼンテーション	臓器移行性 …………… 184
鼓音 ……………… 131, 133	…………………… 204	臓器別システムレビュー
呼吸数 ………………… 123	除外診断 …………… 70, 84	…………………… 215
呼吸中枢 ……………… 125	褥瘡 …………………… 136	瘙痒 …………………… 126
呼吸副雑音 …………… 131	自律神経 ……………… 117	
個人情報 ……………… 99	神経診察 ……………… 136	**た行**
コスト感覚 …………… 185	神経損傷 ……………… 159	耐性菌出現 …………… 201
個別化医療 …………… 78	診察 …………………… 75	大腿動脈 ……………… 161
コミュニケーション …… 101	心雑音 ………………… 130	大腿動脈穿刺 ………… 162
コミュニケーション能力 …… 86	心臓穿孔 ……………… 159	大動脈小体 …………… 125
	身体所見 ……………… 217	大日本住友製薬 ………… 37
さ行	身体に触れるとき ……… 97	ダイレーター ………… 155
最強拍動点 …………… 130	診断学的検査 ………… 219	濁音 ……………… 131, 133
細菌感染症 …………… 173	診断検査プラン ……… 143	濁音界の移動 ………… 134
細胞性免疫低下 ……… 200	診断のパターン ………… 61	打診圧痛 ……………… 133
サマリー ……………… 144	心内膜炎 ……………… 135	ダブルスタンダード … 16, 25
作用機序 ……………… 181	深部感覚 ……………… 140	男性同性愛者 ………… 121
酸素解離曲線 ………… 125	深部腱反射 …………… 142	中心静脈ライン ……… 147
叱り方 ………………… 92	信頼できる論文 ………… 51	超音波ガイダンス法 …… 156
時間依存性 …………… 183	診療録 …………… 13, 206	腸管音 …………… 132, 133
時間感覚 ……………… 105	図 ……………………… 231	腸管吸収率 …………… 191
時間経過 ……………… 212	髄液移行性 …………… 184	直腸診 ………………… 135
時間制限 ……………… 228	推奨抗菌薬 …………… 189	治療プラン …………… 143
時間的の経過 ………… 118	推奨使用期間 ………… 188	通常用量 ……………… 182
時間配分 ……………… 209	推奨治療期間 ………… 190	爪の所見 ……………… 127

定型問診 …………………… 71	発症様式 …………………… 117	ベットサイドラウンド …… 204
データ収集 ………………… 206	発熱時の指示 ……………… 124	膀胱炎 ……………………… 188
テキスト …………………… 231	発熱性好中球減少症 ……… 198	ポジティブフィードバック
動眼神経麻痺 ……………… 116	バルサルバ法 ……………… 152	…………………………… 93
統計的な結論 ………………… 46	バンコマイシン …………… 183	
橈骨茎 ……………………… 162	反跳圧痛 …………………… 135	**ま行**
橈骨動脈 …………………… 160	汎腹膜炎 …………………… 135	末梢化学受容体 …………… 125
橈骨動脈穿刺 ……………… 161	比較対象 ………………… 43, 45	末梢サイン ………………… 135
動脈誤穿刺 …………… 156, 159	脾腫 ………………………… 133	身だしなみ ………………… 99
動脈ライン ………………… 160	皮疹 ………………………… 126	耳たぶのしわ ……………… 129
徒手筋力検査 ……………… 139	脾臓打診徴候 ……………… 133	無症候性細菌尿 …………… 173
突発 ………………………… 117	皮膚粘膜障害 ……………… 201	メタアナリシス …………… 52
トランスデューサー ……… 163	飛沫感染対策 ……………… 197	滅菌ドレープ ……………… 151
トリプルルーメンカテーテル	表 …………………………… 231	文字 ………………………… 231
…………………………… 151	病原性細菌 ………………… 177	
ドレッシング ……………… 157	表在感覚 …………………… 140	**や行**
トレンデレンブルグ体位	標準予防策 ………………… 196	薬剤熱 ……………………… 119
…………………………… 151	病的反射 …………………… 142	薬剤の副作用 ……………… 119
	病棟業務 ……………………… 11	指鼻試験 …………………… 142
な行	貧血の評価 ………………… 128	陽性所見 …………………… 213
内頸静脈 …………………… 148	ファインダー針 …………… 152	腰椎穿刺 …………………… 167
内頸静脈穿刺 …………150, 156	部位別感染症 ……………… 175	腰椎穿刺針 ………………… 168
内容とその分析 …………… 236	フォント …………………… 231	腰椎穿刺の合併症 ………… 171
難聴 …………………………… 96	フォントサイズ …………… 231	予習 ………………………… 104
尿路感染症 ………………… 119	深い触診 …………………… 135	
妊婦 ………………………… 185	副交感神経 ………………… 118	**ら行・わ**
ネガティブフィードバック	腹痛 ………………………… 115	リスク・ベネフィット …… 57
…………………………… 93	腹痛のスーパーレッド・	リハーサル ………………… 233
脳神経 ……………………… 137	4フラッグス …………… 118	臨床的判断 ………………… 57
濃度依存性 ………………… 183	腹部膨満 …………………… 133	臨床病理検討会 …………… 204
ノート ……………………… 25	不整脈 ……………………… 159	リンパ節腫脹 ……………… 129
	部分治療 …………………… 186	ルーチン …………………… 83
は行	不明熱 ……………………… 119	礼儀正しく ………………… 24
バイタルサイン …………… 123	プライマリーアウトカムの	レッドフラッグ症状 ……… 118
肺胞呼吸音 ………………… 131	設定 ……………………… 48	レバインの分類 …………… 130
播種性血管内凝固 ………… 160	プラセボ効果 ………………… 53	連続性呼吸副雑音 ………… 132
長谷川式簡易知能評価	プラン ……………………… 144	ロンベルグ試験 …………… 142
スケール ………………… 139	プロブレム志向システム	ワルテンベルク反射 ……… 143
パターン認識 ………………… 61	…………………………… 142	
ばち指 ……………………… 127	プロブレムリスト …… 143, 221	
	分析 …………………………… 68	

著者プロフィール

岸本暢将 (Mitsumasa Kishimoto)
聖路加国際病院アレルギー膠原病科 (SLE, 関節リウマチ, 小児リウマチ)

　American Board of Internal Medicine and Rheumatology (米国内科・リウマチ膠原病科専門医). 日本内科学会総合内科専門医, 日本リウマチ学会専門医, 医学博士.
　良き総合内科医・リウマチ科医, 良き指導者を目指し卒後沖縄県立中部病院研修医, 在沖縄米国海軍病院インターンシップを経て, 2001年よりハワイ大学内科にてレジデンシー. その後ニューヨーク大学リウマチ膠原病科にてフェローシップを終了し帰国. 2006年より亀田総合病院リウマチ膠原病内科, 2009年8月より現職.

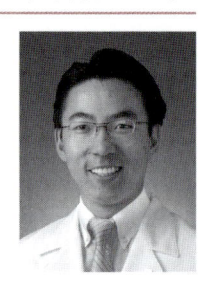

岡田正人 (Masato Okada)
聖路加国際病院アレルギー膠原病科 (SLE, 関節リウマチ, 小児リウマチ)

　ニューヨークで一般内科研修, イェール大学でリウマチ膠原病科とアレルギー臨床免疫科 (成人, 小児) の後期研修の後, Yale Physician-Scientist Award を受賞し助手となる. 1997年からはフランスのパリ大学関連病院にて, アレルギー膠原病の専門診療に加えて総合診療の臨床と医学生の教育に携わる. 2006年に帰国してからは, 診療と General Rheumatologist の育成などに力を入れている. 日米の内科, リウマチ膠原病, アレルギーの専門医資格をもち, 米国リウマチ学会では, Senior Rheumatology Scholar Award を受賞.

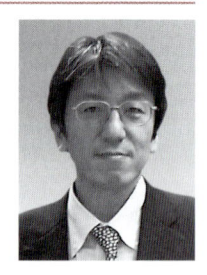

徳田安春 (Yasuharu Tokuda)
水戸協同病院総合診療科

　沖縄県南城市出身. 琉球大学医学部卒業, 沖縄県立中部病院総合内科, 聖路加国際病院を経て, 2009年より筑波大学大学院人間総合研究科医学医療系教授・水戸地域医療教育センター水戸協同病院総合診療科. 2014年4月よりJCHO総合診療顧問就任予定. JCHOでは国家的プロジェクトとして地域医療を担う総合診療専門医を養成する. JCHOでの総合診療専門医プログラムに興味のある方は toukontokuda@gmail.com までご連絡くださいませ.

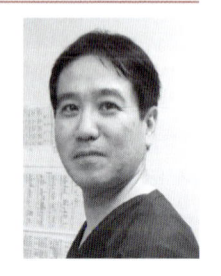

本書内には，書籍「米国式症例プレゼンテーションが劇的に上手くなる方法」「外来診療コミュニケーションが劇的に上手くなる方法」「アメリカ臨床留学大作戦　改訂新版」（いずれも羊土社発行）の一部を，本書読者対象に合わせて改訂し，再掲している部分があります．

研修医になったら必ず読んでください。
診療の基本と必須手技，臨床的思考法からプレゼン術まで

2014年 3月10日 第1刷発行	著　者	岸本暢将，岡田正人，徳田安春
2021年 3月 1日 第6刷発行	発行人	一戸裕子
	発行所	株式会社 羊　土　社
		〒101-0052
		東京都千代田区神田小川町2-5-1
		TEL　　03（5282）1211
		FAX　　03（5282）1212
		E-mail　eigyo@yodosha.co.jp
		URL　　www.yodosha.co.jp/
ⓒ YODOSHA CO., LTD. 2014	装　幀	ペドロ山下
Printed in Japan	印刷所	日経印刷株式会社
ISBN978-4-7581-1748-7		

本書に掲載する著作物の複製権，上映権，譲渡権，公衆送信権（送信可能化権を含む）は（株）羊土社が保有します．
本書を無断で複製する行為（コピー，スキャン，デジタルデータ化など）は，著作権法上での限られた例外（「私的使用のための複製」など）を除き禁じられています．研究活動，診療を含み業務上使用する目的で上記の行為を行うことは大学，病院，企業などにおける内部的な利用であっても，私的使用には該当せず，違法です．また私的使用のためであっても，代行業者等の第三者に依頼して上記の行為を行うことは違法となります．

[JCOPY]＜（社）出版者著作権管理機構　委託出版物＞
本書の無断複写は著作権法上での例外を除き禁じられています．複写される場合は，そのつど事前に，（社）出版者著作権管理機構（TEL 03-5244-5088，FAX 03-5244-5089，e-mail：info@jcopy.or.jp）の許諾を得てください．

乱丁，落丁，印刷の不具合はお取り替えいたします．小社までご連絡ください．

ハンディ版ベストセラー厳選入門書シリーズ

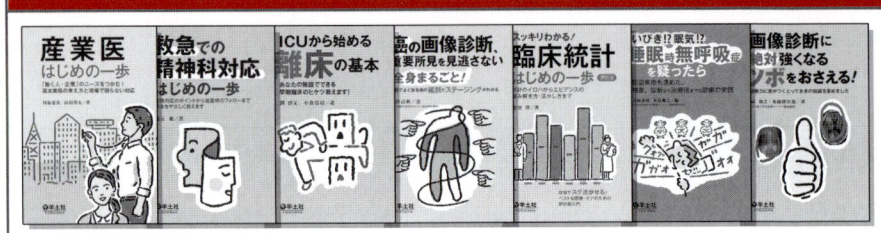

産業医はじめの一歩

川島恵美, 山田洋太／著
- 定価（本体3,600円+税）　■ A5判　■ 207頁
- ISBN 978-4-7581-1864-4

救急での
精神科対応はじめの一歩

北元 健／著
- 定価（本体3,600円+税）　■ A5判　■ 171頁
- ISBN 978-4-7581-1858-3

ICUから始める
離床の基本

劉 啓文, 小倉崇以／著
- 定価（本体3,500円+税）　■ A5判　■ 224頁
- ISBN 978-4-7581-1853-8

癌の画像診断、
重要所見を見逃さない

堀田昌利／著
- 定価（本体4,000円+税）　■ A5判　■ 187頁
- ISBN 978-4-7581-1189-8

スッキリわかる！
臨床統計はじめの一歩 改訂版

能登 洋／著
- 定価（本体2,800円+税）　■ A5判　■ 229頁
- ISBN 978-4-7581-1833-0

いびき!?眠気!?
睡眠時無呼吸症を疑ったら

宮崎泰成, 秀島雅之／編
- 定価（本体4,200円+税）　■ A5判　■ 269頁
- ISBN 978-4-7581-1834-7

画像診断に
絶対強くなるツボをおさえる！

扇 和之, 東條慎次郎／著
- 定価（本体3,600円+税）　■ A5判　■ 159頁
- ISBN 978-4-7581-1187-4

MRIに強くなるための
原理の基本やさしく、深く教えます

山下康行／著
- 定価（本体3,500円+税）　■ A5判　■ 166頁
- ISBN 978-4-7581-1186-7

本当にわかる
精神科の薬はじめの一歩 改訂版

稲田 健／編
- 定価（本体3,300円+税）　■ A5判　■ 285頁
- ISBN 978-4-7581-1827-9

やさしくわかる
ECMOの基本

氏家良人／監, 小倉崇以, 青景聡之／著
- 定価（本体4,200円+税）　■ A5判　■ 200頁
- ISBN 978-4-7581-1823-1

教えて！ICU　Part3
集中治療に強くなる

早川 桂／著
- 定価（本体3,900円+税）　■ A5判　■ 229頁
- ISBN 978-4-7581-1815-6

臨床に役立つ！
病理診断のキホン教えます

伊藤智雄／編
- 定価（本体3,700円+税）　■ A5判　■ 211頁
- ISBN 978-4-7581-1812-5

発行　羊土社 YODOSHA
〒101-0052　東京都千代田区神田小川町2-5-1　TEL 03(5282)1211　FAX 03(5282)1212
E-mail：eigyo@yodosha.co.jp
URL：www.yodosha.co.jp/

ご注文は最寄りの書店、または小社営業部まで

ハンディ版ベストセラー厳選入門書シリーズ

内科医のための
やさしくわかる眼の診かた
若原直人／著
■定価（本体3,700円＋税）　■A5判　■231頁
■ISBN 978-4-7581-1801-9

排尿障害で
患者さんが困っていませんか？
影山慎二／著
■定価（本体3,700円＋税）　■A5判　■183頁
■ISBN 978-4-7581-1794-4

その患者さん、
リハ必要ですよ!!
若林秀隆／編　岡田唯男, 北西史直／編集協力
■定価（本体3,500円＋税）　■A5判　■270頁
■ISBN 978-4-7581-1786-9

画像診断に絶対強くなる
ワンポイントレッスン2
扇 和之, 堀田昌利／編
■定価（本体3,900円＋税）　■A5判　■236頁
■ISBN 978-4-7581-1183-6

先生、誤嚥性肺炎かもしれません
嚥下障害、診られますか？
谷口 洋／編
■定価（本体3,400円＋税）　■A5判　■231頁
■ISBN 978-4-7581-1776-0

Dr.鈴木の13カ条の原則で
不明熱に絶対強くなる
鈴木富雄／著
■定価（本体3,400円＋税）　■A5判　■175頁
■ISBN 978-4-7581-1768-5

緩和医療の基本と実践、
手とり足とり教えます
沢村敏郎／著
■定価（本体3,300円＋税）　■A5判　■207頁
■ISBN 978-4-7581-1766-1

教えて!ICU Part 2
集中治療に強くなる
早川 桂／著
■定価（本体3,800円＋税）　■A5判　■230頁
■ISBN 978-4-7581-1763-0

ココに注意！高齢者の糖尿病
荒木 厚／編
■定価（本体3,800円＋税）　■A5判　■271頁
■ISBN 978-4-7581-1762-3

自信がもてる！
せん妄診療はじめの一歩
小川朝生／著
■定価（本体3,300円＋税）　■A5判　■191頁
■ISBN 978-4-7581-1758-6

MRIに絶対強くなる
撮像法のキホンQ&A
山田哲久／監　扇 和之／編著
■定価（本体3,800円＋税）　■A5判　■246頁
■ISBN 978-4-7581-1178-2

モヤモヤ解消！
栄養療法にもっと強くなる
清水健一郎／著
■定価（本体3,500円＋税）　■A5判　■247頁
■ISBN 978-4-7581-0897-3

研修医になったら
必ず読んでください。
岸本暢将, 岡田正人, 徳田安春／著
■定価（本体3,000円＋税）　■A5判　■253頁
■ISBN 978-4-7581-1748-7

あてて見るだけ！
劇的！救急エコー塾
鈴木昭広／編
■定価（本体3,600円＋税）　■A5判　■189頁
■ISBN 978-4-7581-1747-0

発行　羊土社 YODOSHA
〒101-0052　東京都千代田区神田小川町2-5-1　TEL 03(5282)1211　FAX 03(5282)1212
E-mail: eigyo@yodosha.co.jp
URL: www.yodosha.co.jp/
ご注文は最寄りの書店、または小社営業部まで

レジデントノート

プライマリケアと救急を中心とした総合誌

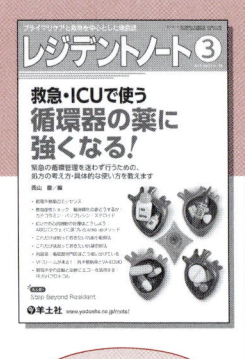

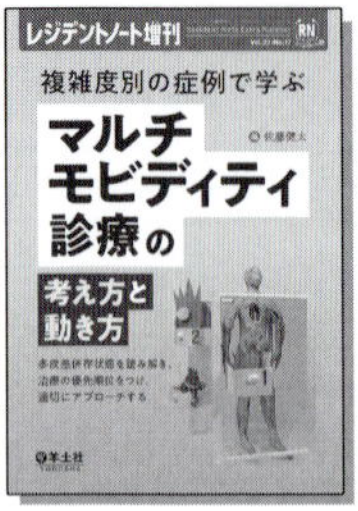

月刊 毎月1日発行 B5判 定価（本体2,000円＋税）

日常診療を徹底サポート！

医療現場での実践に役立つ
研修医のための必読誌！

研修医指導にも役立つ！

特徴
1 医師となって最初に必要となる"基本"や"困ること"をとりあげ，ていねいに解説！
2 **画像診断，手技，薬の使い方**など，すぐに使える内容！日常の疑問を解決できる
3 先輩の経験や進路選択に役立つ情報も読める！

詳細はコチラ ▶ www.yodosha.co.jp/rnote/

年間定期購読料（国内送料サービス）
- 通常号（月刊）　　　　　　　定価（本体24,000円＋税）
- 通常号（月刊）＋WEB版（月刊）　定価（本体27,600円＋税）
- 通常号（月刊）＋増刊　　　　定価（本体52,200円＋税）
- 通常号（月刊）＋WEB版（月刊）＋増刊　定価（本体55,800円＋税）

増刊 レジデントノート

1つのテーマをより広くより深く

□ 年6冊発行　　□ B5判

レジデントノート Vol.22 No.17 増刊
複雑度別の症例で学ぶ
マルチモビディティ診療の考え方と動き方
多疾患併存状態を読み解き，治療の優先順位をつけ，適切にアプローチする

佐藤健太／編　　定価（本体4,700円＋税）　　207頁　　ISBN 978-4-7581-1657-2

レジデントノート Vol.22 No.14 増刊
できる！使いたくなる！腹部エコー
解剖学的知識と臓器別の走査・描出のコツ，異常所見を学ぶ

岡庭信司／編　　定価（本体4,700円＋税）　　263頁　　ISBN 978-4-7581-1654-1

レジデントノート Vol.22 No.11 増刊
がん患者の診かた・接し方
病棟・外来の最前線でできること
副作用・合併症・急性症状に対応する，納得の緩和ケアを目指し，家族とも適切に対話する

山内照夫／編　　定価（本体4,700円＋税）　　232頁　　ISBN 978-4-7581-1651-0

発行　**羊土社 YODOSHA**　〒101-0052　東京都千代田区神田小川町2-5-1　TEL 03(5282)1211　FAX 03(5282)1212
E-mail：eigyo@yodosha.co.jp
URL：www.yodosha.co.jp

ご注文は最寄りの書店，または小社営業部まで